Las Posturas de Yoga
El Arte de Ajustar y Asistir

Una Guía Práctica para Instructores y Estudiantes de Yoga

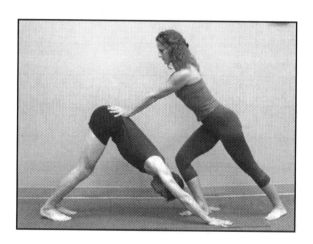

STEPHANIE PAPPAS

TRADUCIDO POR MARÍA LUISA GUERRA
EDITADO POR GLORIA GÁLVEZ,
CARLA ROBERT BALSA

Autora: Stephanie Pappas

Diseño interior del libro y de la portada: Stephanie Pappas

Traducción: María Luisa Guerra

Edición 2014: Gloria M. Gálvez, Hispanic American Access; LLC, www.HispanicAmericanAccess.com

Edición 2009: Carla Robert Balsa

Modelos en las fotografías (fotos utilizadas con permiso): Stephanie Pappas, Carla Robert Balsa, Dawn Sharp, Carrie Colditz, Heidi Prewett, Elizabeth Gill, John Feddersen, Martha Watson, Linda Wellbrock

Compre este libro en línea visitando www.trafford.com
o por correo electrónico escribiendo a orders@trafford.com

La gran mayoría de los títulos de Trafford Publishing también están disponibles en las principales tiendas de libros en línea.

Impreso en los Estados Unidos.

ISBN: 978-1-4907-5064-4 (sc)
ISBN: 978-1-4907-5065-1 (e)

Biblioteca del Congreso número de Control: 2014920536

Fecha de revisión: 11/20/2014

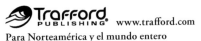 www.trafford.com

Para Norteamérica y el mundo entero
llamadas sin cargo: 1 888 232 4444 (USA & Canadá) fax: 812 355 4082

Dedicatoria

~~~~~~~~~~~~~~~~~~~~~~~~~~~~~~~~~~~~~

Me gustaría dedicar este libro a todos los Instructores de yoga que se han graduado del Entrenamiento Devalila Yoga, así también a los estudiantes de yoga y de danza del vientre que han atendido a mis clases a través de los años. He tenido la oportunidad de aprender de ellos, y es por su sinceridad, buena disposición y receptividad que he podido abrirme y compartir mi experiencia del yoga, el baile y mi vida.

También, quisiera expresar mi gratitud a mis Maestros formales de yoga, meditación y Budismo: Sri Sri Ravi Shankar, Su Santidad el Dalai Lama 14, y Parvathi Nanda Nath Saraswati.

Contenido

Sección III: Respuestas Sinceras a Preguntas que Dudabas Hacer

Otros Libros por Stephanie Pappas:

Yoga en tu Pared (Yoga at Your Wall)

Reflexiones de un Yogui Co-dependiente
(Reflections of a Codependent Yogui)

Yoga Posture Adjustments and Assisting

"Las cosas son tan malas y tan buenas como parecen – no hay
necesidad de agregar nada extra". -Buddha

Sección I

Introducción al Ajuste y Asistencia de las Posturas de Yoga

Inicio

Si el yoga es nuevo para usted, o tiene mucha experiencia como instructor o alumno, ahora, puede disfrutar los beneficios de aprender a dar y recibir ajustes en las posturas de yoga.

El recibir asistencia en una postura de yoga puede ser una experiencia maravillosa. Cuando mi instructor me asistió por primera vez, sentí como si estuviera recibiendo un masaje grandioso mientras hacía mi práctica. ¡Fue un sueño hecho realidad! Con el tiempo experimenté grandes mejorías en mi rango de motricidad así como en mi habilidad para relajarme en las posturas, me sentía capaz de mantener mejor mi equilibrio y de llegar aun más lejos en mi estiramiento después de ser asistida. Además de los beneficios físicos, he podido sentirme apoyada, reconocida y agradecida por la atención prestada.

En esta sección introductoria explico las bases de cómo asistir y ajustar en las posturas. Esta sección lo preparará para ejecutar adecuadamente las técnicas de la segunda sección. Una vez leída la sección introductoria puede saltar a cualquier capítulo de la Sección II que contenga las posturas que desee trabajar.

En la tercera sección ofrezco respuestas a preguntas hechas por intructores y estudiantes de yoga a lo largo de los años. Espero que las encuentre útiles e innovadoras.

Los puntos más importantes a recordar cuando use este libro son:

- Precaución y compasión al trabajar con un cuerpo que no es el suyo. Cada cuerpo es único. No es necesario hacer exactamente lo mismo como se indica en las fotos de este libro.
- Muévase despacio, cuidadosa y conscientemente al ajustar a alguien.
- Pida retroalimentación y atienda las peticiones de parar o aligerar el ajuste. Nunca fuerce alguien a realizar una postura.

¡Ahora, vaya por su colchoneta y accesorios de apoyo, ponga algo de música y diviértase explorando las posturas de yoga de una nueva manera!

Lenguaje y Terminología
Usada en este Libro

Para poder enseñar los ajustes en los entrenamientos para Instructores, utilizo algunos términos únicos para describir los movimientos sutiles y posiciones del cuerpo inusuales que serán empleadas durante la asistencia. Revise estos términos antes de realizar las técnicas presentadas en la Sección II:

Asistiendo / Asistir / dar Asistencia

Defino como asistiendo, asistir o dar asistencia, al acto físico de estirar, presionar, mover o tocar a alguien mientras está en una postura de yoga. En mi opinión, el asistir tiene una duración más larga y utiliza una mayor presión que el ajustar. El objetivo de asistir es el de guiar a alguien para que llegue a la pose deseada, corregir la alineación, y fomentar la exploración.

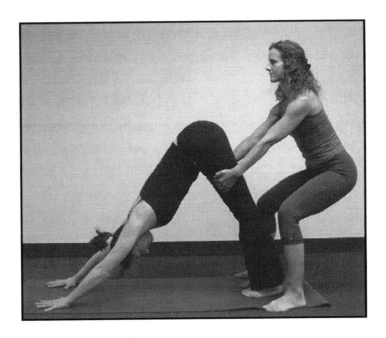

Ajustar

Defino ajustar como el acto de hacer una simple y corta alteración o corrección a una postura de yoga. En mi opinión, el ajuste es de menor duración que la asistencia y utiliza una menor presión. El objetivo de ajustar es inducir un pequeño movimiento, atraer la consciencia al momento, provocar un cambio de posición, o relajar cierta parte del cuerpo. Las siguientes fotografías muestran el ajuste de posición de la rodilla en la postura de Guerrero II.

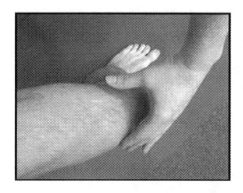 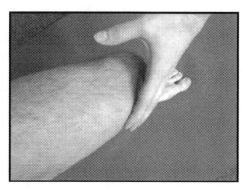

Posición de "Receptor"

La posición de "Receptor" le provee de palanca corporal y estabilidad al asistir posturas en el suelo, como flexiones hacia adelante, torsiones y otras posturas que involucran doblarse. Se parece a la posición de los receptores de béisbol. Tiene que ponerse parcialmente en cuclillas con una rodilla o toda la canilla tocando el suelo. El pie posterior puede estar sobre la parte delantera del pie (foto izquierda), o con el pie extendido sobre el empeine (foto derecha).

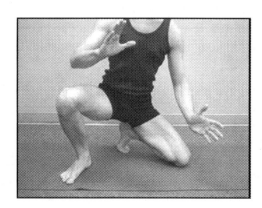 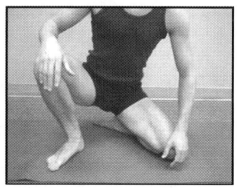

Posición de "Propuesta de Matrimonio"

La posición de "Propuesta de matrimonio" provee estabilidad para asistir a quienes estén en el suelo o en posiciones de pie. Se parece a la posición antigua de proponer matrimonio. En esta posición, debe colocar una rodilla en el suelo y la otra doblada en ángulo recto. El pie posterior puede estar apoyado sobre la parte anterior del mismo, o sobre el empeine.

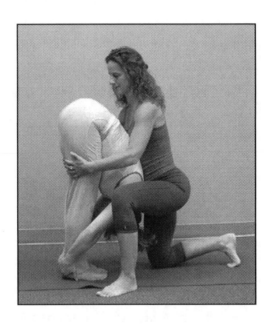

Posición de "Abrir el Refrigerador"

Cuando se acerca al refrigerador o nevera para tomar algo, primero proyecta el torso y cabeza y luego alcanza la manilla, ¿cierto? Entonces, cuando se aproxime a alguien para asistir o ajustar, mantenga presente la noción de abrir un refrigerador. El alineamiento y la mecánica corporal son tan importantes como la persona a quien está asistiendo.

Cuando las personas comienzan su práctica en asistencia, suelen aproximarse a las personas que van a asistir de una manera incómoda. Un acercamiento no balanceado puede crear lesiones en el cuerpo y resultar en una asistencia ineficiente. Recuerde acercarse a las personas de una forma directa, mantenga su espina dorsal extendida y aplique presión usando su propio peso. Si siente que está trabajando muy duro, hay probabilidad de que esté usando excesiva fuerza muscular y no suficiente palanca corporal. La asistencia mostrada en la foto de la izquierda utiliza una mejor mecánica corporal que la foto de la derecha.

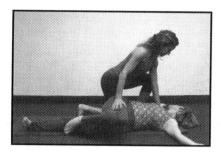 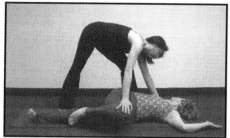

Parada Firme / Anclada

En una parada firme/anclada, las piernas están separadas, los pies planos y las rodillas dobladas. Una parada firme es esencial cuando se asiste posturas de pie y de balance. La parada en la foto izquierda demuestra que es más estable que la imagen de la derecha.

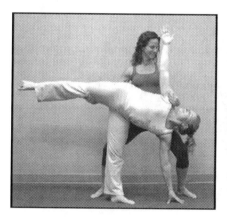 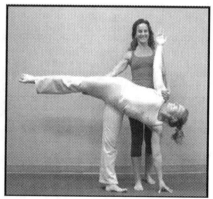

No Manos "Punzantes"

Utilizo la palabra "punzante" para describir el uso de las puntas de los dedos en vez de toda la mano. Un ajustamiento punzante puede sentirse como un pinchazo. Use la totalidad de su mano haciendo un contacto sólido con el cuerpo del estudiante. En la foto de la izquierda, el que asiste realiza un contacto firme.

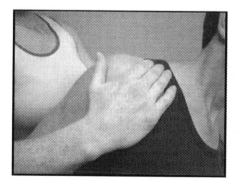 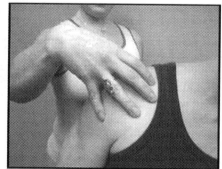

El "Límite"

Me refiero al "límite" como el tiempo y el área en el que una postura experimenta una sensación suficiente, pero no excesiva. Usted podrá respirar profundamente cuando alcance el límite. Aun habiendo llegado a su límite en la postura, usted no debería causarse tensión corporal. La posición del cuerpo y las sensaciones que experimenta deben estar en un rango entre lo cómodo y una moderada incomodidad.

El "Montículo"

Me refiero al "montículo" al área prominente situada alrededor de la escápula en el margen interior e inferior de la persona que está haciendo una torsión de torso y hombros. El "montículo" es un punto efectivo para colocar la mano cuando se asiste a alguien en un giro o torsión.

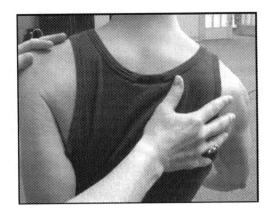

Posición de "Montar a Caballo"

En la posición de "montar a caballo" las piernas están separadas y usted está parado sobre una parte del cuerpo de la persona. Esto permite tener un mejor acceso al cuerpo del estudiante y obtener mejor efecto de palanca. Cuando se asiste a alguien en esta posición hay mejor alcance del cuerpo, menor tensión y la espina dorsal está derecha.

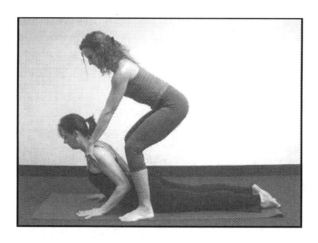

Posición "Apretando al Esquiador"

En la posición "apretando al esquiador" se está parado con las rodillas dobladas y los pies relativamente cercanos (como en la Postura Poderosa/Silla, o cuando se está esquiando), a la vez que se aprieta activamente la pierna de la persona con los muslos internos o rodillas. Esta es una posición muy efectiva para estabilizar la base de una posición de pie.

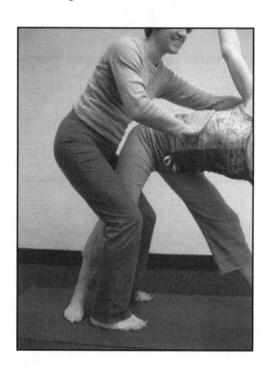

Posición "Parado de Cuclilla" o "Postura de Caballo"

En la posición de "Parado de Cuclilla " o "Postura de Caballo" las piernas están bien separadas y las rodillas dobladas alineadas con los pies. La espina dorsal está derecha y los pies firmemente plantados al suelo. El cuerpo debe sentirse como si se estuviera hundiéndose en la tierra. Recuerde mantener su ombligo hacia la columna vertebral. Puede necesitar cambiar la profundidad de su postura dependiendo de la estatura de la persona y la postura yoga que se esté asistiendo. Utilice esta postura para permanecer estable y balanceado al asistir a alguien en postura de pie.

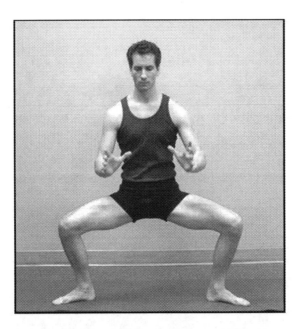

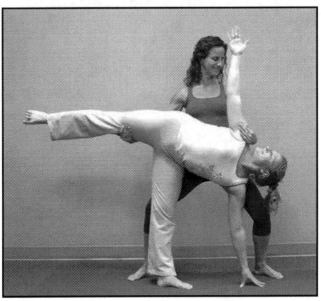

Posición de "Estocada Alta o Baja"

Asistir a alguien desde la posición de estocada alta o baja provee un efecto de palanca y permite usar el peso corporal en vez de la fuerza muscular. En la posición de estocada, puede trabajar con la gravedad y utilizar la fuerza de sus piernas para dar balance y mayor presión. La fotografía superior muestra la posición de estocada baja, mientras que la inferior muestra la estocada alta.

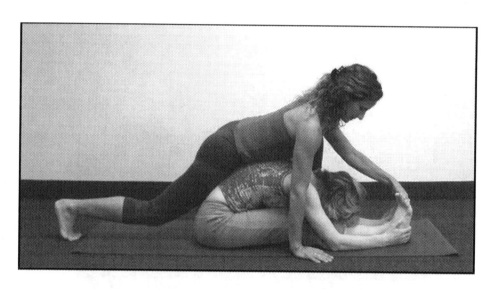

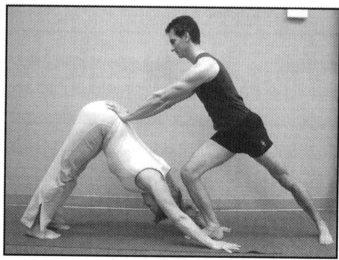

"Abriendo el Frasco"

Cuando usted abre un frasco o tarro, usted debe sostener con fuerza la base mientras gira la tapa, ¿cierto? El mismo principio se aplica al asistir a alguien en una postura de torsión. Cuando se quiere girar el torso u hombros, primero se debe sujetar la base de su cuerpo (como se haría con la base del frasco), y luego girar el torso (como se haría en la parte superior del frasco). Usando este principio, usted podrá proveer un mayor soporte y movimiento al asistir.

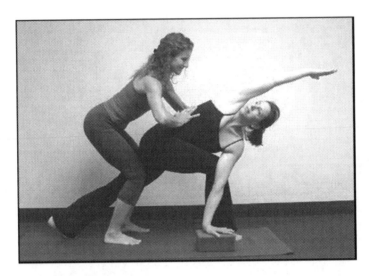

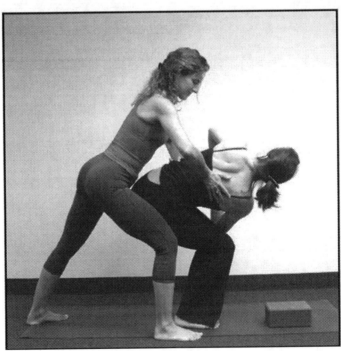

Consejos para Ajustar y Asistir

A continuación quisera presentar algunos consejos útiles para ajustar y asistir las posturas de yoga en clases o sesiones privadas. Recuerde que estos son consejos, no reglas, y que pueden no aplicarse a ciertas situaciones. Los ajustes que usted decida utilizar en las posturas van a depender de las necesidades y capacidades de la persona, su intuición y su ánimo.

Pregunte con Precisión

Para poder recibir una retroalimentación precisa acerca de su asistencia usted debe hacer preguntas específicas. Es más efectivo preguntar cuánta presión quiere la persona en vez de simplemente preguntar si la presión está bien. Las instrucciones verbales pueden ser más amplias en sesiones privadas que en las clases de grupo donde se tiene menos tiempo para hablar. Es conveniente respetar las peticiones de sus estudiantes aunque usted quiera hacer algo diferente. La retroalimentación que usted reciba le permitirá modificar rápidamente sus acciones y cumplir con las necesidades del asistido.

Mantenga su Atención en la Respiración

Escuche la respiración del estudiante mientras lo asiste. Si no puede oírlo, preste atención al movimiento de su abdomen, esternón, hombros y espalda superior. Preste atención a su propia respiración, ¿Está usted respirando? Ajuste las posturas en armonía con la respiración del asistido. También, puede alentar a la persona para que respire más profundamente, realizando usted una respiración audible (respiración ujjayi). Cuando asiste a personas en posturas que son de torsión o de contracción (como giros o flexiones hacia adelante), es mejor aplicar la presión en la exhalación del asistido. Cuando asiste a personas en posturas que son de expansión y levantamiento (como arcos) es mejor aplicar la presión en la inhalación.

Ajuste Primero las faltas de Alineación más Inseguras

No pierda tiempo en ajustar una parte insignificante del cuerpo cuando hay otra en muy mala posición que pudiera causar lesiones a corto o largo plazo. Cuando usted note que varios estudiantes en su clase tienen una falla de alineación similar, corríjalos verbalmente antes de tratar de ajustarlos a todos manualmente. Si fuera necesario, pida a todos que no continúen con la postura y que lo observen demostrar la alineación correcta, para después intentar la postura nuevamente.

Estabilice/Ancle su Cuerpo antes de Asistir a Alguien

Si comienza a asistir a alguien con una postura inestable, existe la posibilidad de que ambos se sientan incómodos y en ciertas circunstancias ambos podrían caerse. Si no se está bien parado/anclado pueden causarse tensiones y disminuir la probabilidad de proveer la presión justa, firme y necesaria.

Aplique la Presión en la Dirección Correcta

Observe cuidadosamente a la persona en la postura y perciba la dirección en la cual se está moviendo (o desea moverse). Muévase con ellos en la misma dirección. Esto puede parecer obvio pero en las posturas de torsión puede haber confusión.

Retírese Gradualmente después de Ajustar o Asistir

Ante de que usted se retire, asegúrese que la persona esté estable y balanceada en la postura. Si sale abruptamente después de una asistencia muy comprometida, el asistido se podría caer. Me gusta dejar una de mis manos en la espalda inferior o media cuando voy retirándome de una postura de pie. Algunas veces es solamente necesario dejar un dedo haciendo contacto con el cuerpo del asistido para ayudarlo a que mantenga su balance.

Explique la Asistencia a Nuevos Estudiantes antes de Empezar la Clase

Cuando usted comienza una clase nueva, es imporatnte que usted discuta brevemente el ajuste y la asistencia de las posturas. Si uno o dos estudiantes son nuevos en la clase, explíqueles en privado antes de la clase, ya sea esta una clase regular o no. Al explicarles de antemano, puede evitarse posibles confusiones y malentendidos.

Evalúe la duración Apropiada de su Asistencia

La duración de su asistencia depende en gran parte de la postura, la situación y el estudiante. En una clase de grupo, puede asistir a sus estudiantes en posturas básicas como la de cobra o perro boca abajo, asistiéndolos de 3 a 5 respiraciones profundas. En sesiones privadas puede asistir por más minutos. El tiempo que usted dedique dependerá también de las necesidades y habilidades de la persona que recibe la asistencia. Es necesario que le dé tiempo para que profundice en la postura. No cambie la posición de sus manos muy rápido. Hay momentos para asistir y otros para no hacerlo. Con la práctica se volverá más intuitivo. Tenga en cuenta estas preguntas mientras asiste a alguien:

¿Están sus estudiantes relajándose y entrando en un nivel más profundo en la postura?

Si es así puede quedarse más tiempo asistiéndolos para que profundicen más. Si no lo están, puede ser mejor dejarlos solos. Si siente que hay resistencia, rigidez o nota que la respiración es muy superficial, aliéntelos a concentrarse en su respiración. Quizá también puede ofrecerles algún accesorio de yoga que les ayude a relajarse en la postura.

¿Es mi intención hacer un ajuste ligero o una asistencia profunda?

Si su intención es dar un ajuste direccional leve (como moverles un pie o una mano) entonces puede ayudarlos por unos pocos segundos. Si su intención es dar un estiramiento más profundo, entonces es necesario que les dedique un minuto o más.

Las habilidades y necesidades de un estudiante varían día a día y clase a clase. Algunas veces puede querer estar con un estudiante principiante durante más tiempo debido que este necesita mayor guía y menos tiempo con un estudiante avanzado que ya está familiarizado con la práctica. En otro momento puede querer dedicarle más tiempo a un estudiante avanzado para que profundice más en una postura, en tanto que otorga un corto ajuste a un principiante. Sus habilidades irán mejorando a medida que vaya conociendo a sus estudiantes.

Sea Consciente del Nivel de Ruido que Hace

Cuando camine por la clase, trate de hallar un balance adecuado entre ser silencioso y perceptible. Intente no asustar a los estudiantes al aproximarse y trate de hacerlo muy suavemente, pero tampoco cause distracción al hacer mucho ruido con su presencia. Cuando se encuentre en una sesión privada evite hablar en exceso.

Utilice Instrucciones Verbales mientras Asiste en la Clase

Es de gran ayuda dar instrucciones verbales mientras se asiste a alguien de manera que entienda más claramente lo que usted quiere que ellos logren. Mantenga su voz suave para no distraer a los otros estudiantes.

Algunos Instructores piden permiso cada vez que tocan a alguien en clase. Yo lo considero innecesario y a veces molesto para los estudiantes. Puede preguntarle a un estudiante nuevo si está bien tocarlo para dar asistencia, sin embargo, creo que es más efectivo si se discute esto antes de que comience la clase.

Evite Corregir en Exceso

A nadie le gusta sentir que lo que está haciendo está mal, especialmente cuando está intentando algo nuevo. Corregir está bien, pero corregir en exceso puede dejar al estudiante sintiéndose frustrado. Siempre que le sea posible, sea compasivo cuando ajusta y trate de ponerse en el lugar de los demás.

Sea Específico con su Tacto

Sea consciente donde pone sus manos mientras asiste. Evite tocar accidentalmente áreas sensibles (ingle, axilas, glúteos, busto). Es menester recordar que algunas personas pueden tener sitios que les producen cosquillas y que usted desconoce. Le sugiero abstenerse de contactos al azar (caricias, palmadas, golpecitos) que no tengan el propósito específico de ajustar la postura.

Mantenga su Atención en los demás mientras Asiste

Cuando está asistiendo a una persona en la clase, continúe observando al resto de los integrantes y siga dándoles instrucciones verbales. No deje a la clase en posturas por mucho tiempo porque está ocupado ayudando a un estudiante.

Sea Consciente de su Mecánica Corporal

Preste atención si su cuerpo está incómodo mientras asiste. ¿Está encorvado? Apóyese acercándose hacia la postura en vez de mantener distancia. Utilice la fuerza de sus pies y piernas. La fotografía de la izquierda es un ejemplo inefectivo de la mecánica corporal, mientras que la foto de la derecha es un ejemplo efectivo.

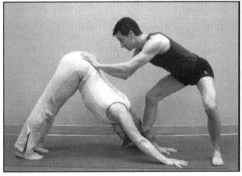 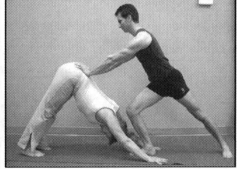

Use Posiciones Corporales Creativas

Hay muchas maneras como usted puede usar todo su cuerpo o partes de él mientras asiste. Las fotografías siguientes muestran ejemplos de posiciones corporales que involucran la espalda, los pies, las canillas y los tobillos. Le recomiendo experimentar las técnicas de la Sección II y así podrá inventar sus propias posiciones, una vez que esté más familiarizado y cómodo con la asistencia.

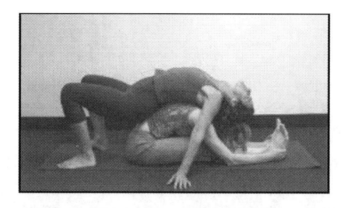

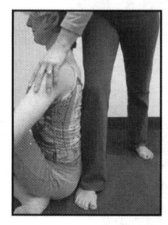
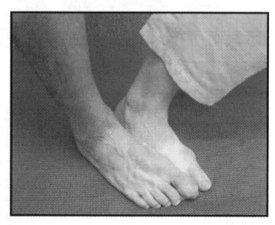

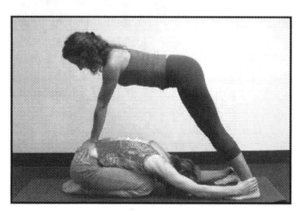

Proporcione Accesorios de Ayuda: Bloques, Mantas, Almohadas, Sillas y Cinturones de Yoga

Usted puede hacer uso de muchos tipos de accesorios para que sus estudiantes logren sentirse seguros y cómodos en las posturas. Sugiera el uso de los mismos antes de empezar una postura de yoga, o próvealos mientras la persona está dentro de la postura si cree que puede mejorar la alineación o ser de ayuda para alcanzar un nivel más profundo. Es de gran utilidad tener accesorios suficientes para todos en la clase. También puede sugerir a los estudiantes que traigan sus propios accesorios. Asegúrese que estos estén a la mano antes de comenzar las prácticas grupales o sesiones privadas. En las fotos a continuación, se puede ver algunas formas de cómo utilizar los accesorios:

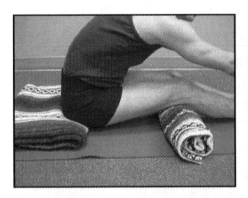 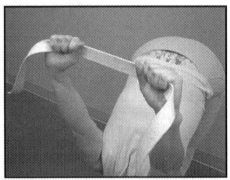

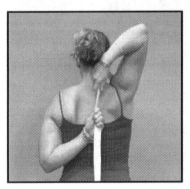 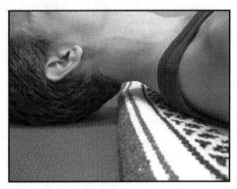

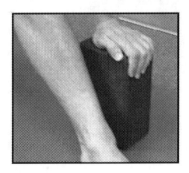

Sección II
Ajustando y Asistiendo Posturas

Posturas de Pie

Generalmente las posturas de pie exigen mayor reto físico para las persona, por lo que quizá la persona no pueda mantener la postura por un tiempo muy prolongado. Esto significa que, el que asiste tiene menos tiempo de planear y aplicar las técnicas. En las posturas de pie usted tiene el rol de soporte y ancla para el alumno. Aquí le presento algunos puntos a considerar cuando asista a alguien en las posturas de pie mencionadas en este capítulo:

- Realice la asistencia de posturas de pie, teniendo usted una parada sólida, de lo contrario ambas personas pueden desestabilizarse y caerse. Aunque esto pueda traer algunas risas, puede también ser peligroso.
- Evite desestabilizar al asistido al aproximarse mucho o de manera muy rápida. En posturas como el bailarín o el árbol usted está parado a pocos centímetros del cuerpo de la otra persona o está tocándolo levemente.
- Primero estabilice la postura de las piernas o caderas de la persona antes de ir más allá, asistiéndolo en la apertura de la pose misma.
- Retírese despacio y gradualmente, dejándolos encontrar su propio balance y sostén.
- Deje una de sus manos en la cadera o el sacro del asistido a medida que se va retirando con el fin de evitar una caída.
- Evite acercarse tan silenciosamente que los tome por sorpresa, dado que podrían perder el equilibrio.
- No camine frente a ellos si están enfocando sus ojos en un punto fijo para mantener el balance.

Nota: Todas las posturas en la siguiente sección deben ser ejecutadas por lo menos durante 20-30 segundos, pero pueden mantenerse por más tiempo, dependiendo de las necesidades de los estudiantes.

Montaña

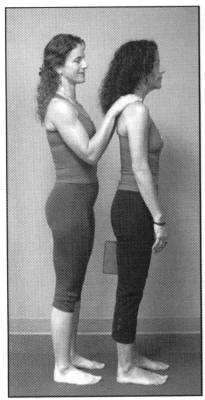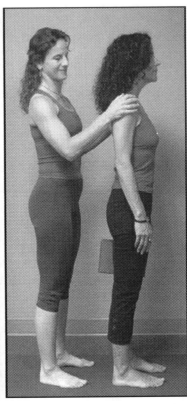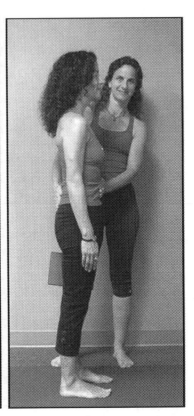

"Toma más riesgos para tener lo que realmente deseas en la vida. Estar conforme no necesariamente trae felicidad. El cambio es usualmente incómodo– nos hace temblar y nos despierta. Vive la experiencia completa de tu vida y ábrete a los diferentes aspectos de tu ser. ¡La vida es un misterio! A lo mejor no hay una resolución".
– Stephanie Pappas, Entrenadora e Instructora de Devalila Yoga

Pasos para Asistir la Postura de Montaña

Párese detrás de la persona poniendo sus manos sobre los hombros mientras presiona hacia abajo estimulándolo para que estire el cuello y relaje los hombros (como en la foto izquierda).

Luego, ponga sus manos alrededor de la parte superior de los brazos (deltoides) del asistido y gírelos hacia atrás, haciendo que su pecho se expanda (en la foto del medio).

Después párese a un lado de la persona y gentilmente presione el área del ombligo hacia adentro y con la otra mano presione el sacro hacia abajo, de manera que el asistido tenga conciencia del alineamiento de su pelvis (en la foto derecha).

Continúe observando el cuerpo de la persona asistida en la postura de montaña y suavemente haga contacto físico para ayudarlo en el alineamiento postural de otras áreas tales como el cuello, la cabeza, la cavidad torácica y los pies.

Cuando haya terminado, permítale respirar y experimentar la postura de montaña.

~~~~~~

Accesorios de Yoga Sugeridos

Pueden apretar un bloque de yoga entre las piernas, en la parte media-alta de los muslos para estabilizar y comprometer las piernas.

Lo Que Puede Decir (para facilitar el proceso)

"Abra bien los dedos de sus pies", "Reafirme los abdominales inferiores y lleve su ombligo hacia la espina dorsal", "Baje el cóccix", "Permita que se relajen sus hombros".

> "Ser asistida me permite experimentar un rango de movimientos que nunca pensé posible. Me siento más ligera, con mayor espacio…"
> – Deana Stevens, Psy.D, Instructora de Devalila Yoga

Montaña Arqueada

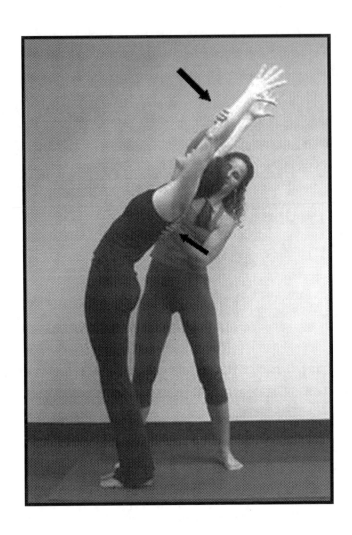

Pasos para Asistir la Postura
de Montaña Arqueada

Párese a un lado de la persona.

Coloque su mano abierta en la espalda del asistido, entre los omóplatos, y presione hacia arriba dándole una sensación de levantamiento o soporte.

Simultáneamente ubique la otra mano y antebrazo por encima de los brazos de este y presiónelos hacia atrás en un arco gentil.

Profundice la asistencia centrándose en la exhalación del asistido.

Suelte sus manos y permítale regresar a la postura inicial.

~~~~~~

Accesorios de Yoga Sugeridos

Pueden apretar un bloque de yoga entre las piernas, en la parte media-alta de los muslos para estabilizar y comprometer las piernas.

Pueden sostener un bloque de yoga entre las manos para comprometer aun más los brazos.

Lo Que Puede Decir (para facilitar el proceso)

"Respira profundo hacia la parte superior del pecho", "Mantén tu cuello alargado", "Baja el cóccix", "Deja que tus hombros se caigan alejándose de las orejas".

> "El asistir permite al instructor sentirse feliz de ayudar
> a su estudiante hacia una postura exitosa".
> —Eloise Sicora, Instructora de Devalila Yoga, e Instructora de Pilates

Árbol

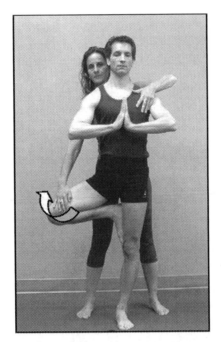

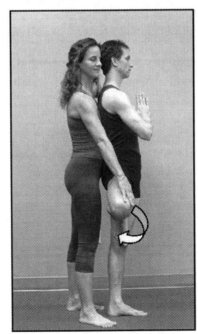

Pasos para Asistir la Postura de Árbol

Posiciónese con los pies firmes y detrás de la persona, casi tocándola.

Con cuidado y lentamente, sitúe una mano frente a la zona del deltoides. Simultáneamente, coloque la otra mano en el lado interno de la rodilla o un poco arriba del lado interno de la pierna flexionada.

Ayúdelo con el balance y luego, suavemente jale el hombro y la rodilla del asistido hacia atrás creando la sensación de apertura en la parte frontal del torso y cadera.

Permita que el área posterior del cuerpo de este toque su torso, costillas o estómago para darle soporte a medida que él profundiza en la postura.

Mantenga la asistencia por el tiempo que considere apropiado. Esté consciente del cuerpo del asistido, del suyo y escuche la respiración de este.

Suelte sus manos lentamente, retírese y permítale encontrar su propio equilibrio.

Asista igualmente por el lado contrario.

~~~~~~

Accesorios de Yoga Sugeridos

Haga que se paren frente a una pared o de lado junto a una pared de manera que puedan tocarla con sus manos para mayor balance.

Lo Que Puede Decir (para facilitar el proceso)

"Deja que el cóccix se vaya hacia abajo", "Presiona firmemente con tus pies para activar los muslos internos", "Lleva tu ombligo hacia adentro", "Mantén tu cadera paralela al piso".

Silla

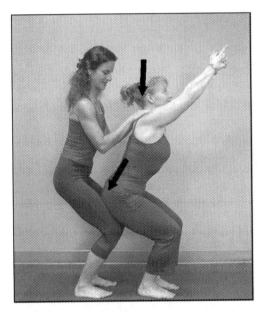

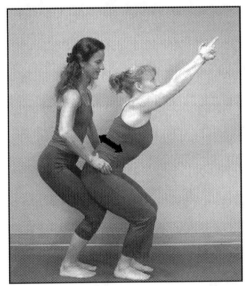

Pasos para Asistir la Postura de la Silla

Párese detrás de la persona con las rodillas flexionadas como en la postura de silla.

Guíe las caderas del asistido para que se siente en sus muslos y soporte algo de su peso.

Use sus manos libres para presionar los hombros, introducir la caja torácica, o ajustar la pelvis de la persona a una posición neutral. Sus acciones dependen de cómo perciba el alineamiento y dónde note que se esté acumulando tensión.

Mantenga la asistencia por el tiempo que considere apropiado. Esté consciente del cuerpo del asistido, del suyo y escuche la respiración de este.

Suelte sus manos y permítale que vuelva a la postura de montaña.

Accesorios de Yoga Sugeridos

Haga que aprieten un bloque de yoga entre las rodillas para estabilizar y comprometer las piernas.

El sostener un bloque de yoga entre sus manos les ayuda a comprometer los brazos.

Lo Que Puede Decir (para facilitar el proceso)

"Relaja la quijada, la cara y cuello", "Suaviza la caja torácica", "Lleva el ombligo hacia la espina dorsal", "Deja que la espalda baja/sacro encuentre una posición neutral".

> "Cuando estaba siendo asistido me sentía más seguro y pude experimentar la profundidad de la postura sin miedo de perder el equilibrio o lesionarme". —Daniel Farrell, Instructor de Devalila Yoga y científico

Águila

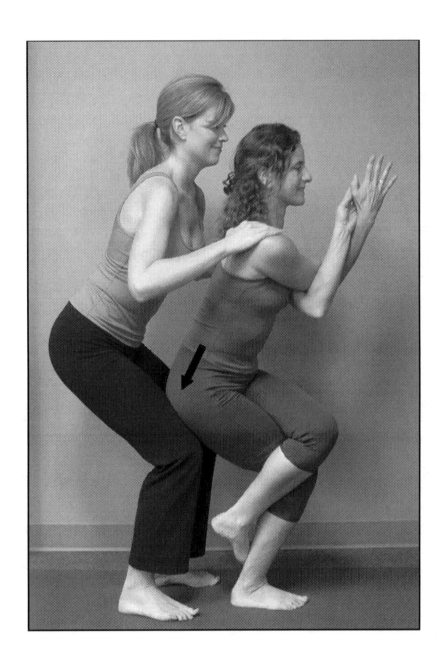

Pasos para Asistir la Postura del Águila

Párese detrás de la persona con rodillas ligeramente flexionadas como en la postura de la silla.

Guíe las caderas del asistido para que se siente sobre sus muslos y así usted pueda cargar algo del peso.

Use sus manos para presionar los hombros de la persona y erguir la caja torácica, o ajustar la pelvis a posición neutral. Sus acciones dependerán de cómo perciba el alineamiento y dónde note que se está acumulando tensión.

Mantenga la asistencia por el tiempo que considere apropiado. Esté consciente del cuerpo del asistido, del suyo y manténgase escuchando la respiración del mismo.

Suelte sus manos y permita que vuelva a la postura de montaña.

Realice la asistencia por el otro lado.

~~~~~~

Accesorios de Yoga Sugeridos

Si no pueden doblar el pie totalmente alrededor del tobillo, sugiera que ese pie cruce por encima de la pierna pero que el dedo gordo haga contacto con su colchoneta. Igualmente puede sugerirle que las piernas se queden en posición de silla.

Lo Que Puede Decir (para facilitar el proceso)

"Aprieta tus brazos", "Lleva hacia abajo los omóplatos", "Lleva tu ombligo hacia la espina dorsal", "Activa el interior de tus muslos".

"Respeta las decisiones de tus estudiantes y honra el hecho de que tienen sus propios Instructores internos". -Stephanie Pappas, Instructora y Entrenadora de Devalila Yoga

Extensión de Pierna Estando de Pie
(Adelante y hacia los lados)

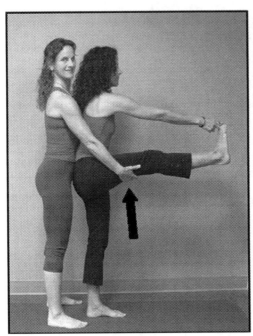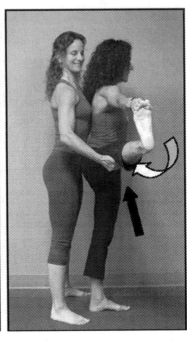

Cómo Asistir la Extensión de Pierna Estando de Pie

Posiciónese con los pies firmes y detrás de la persona, casi tocándola.

Con cuidado y lentamente, ponga una mano alrededor de la parte superior del brazo y jálelo ligeramente hacia usted.

Simultáneamente, con la otra mano ayude a levantar la pierna extendida otogando soporte por debajo (ya sea hacia adelante o llevándola de lado).

Permita que el cuerpo de la persona toque su pecho, costillas o estómago como soporte, mientras este profundiza y mantiene el balance en la postura.

Mantenga la asistencia por el tiempo que considere apropiado. Esté consciente del cuerpo del asistido, del suyo y continúe escuchando la respiración del mismo.

Suelte sus manos y permita que vuelva a la postura de montaña.

Provea asistencia por el otro lado.

~~~~~~

Accesorios de Yoga Sugeridos

Haga que se paren de lado junto a una pared, para que la puedan tocar ayudándose con el balance.

Lo Que Puede Decir (para facilitar el proceso)

"Mantén la espalda recta", "Sostén el dedo gordo firmemente y levántalo", "Estira tus dos piernas", "Activa tus músculos abdominales con firmeza y llévalos hacia adentro", "Mantén tus caderas paralelas al suelo".

Guerrero Uno

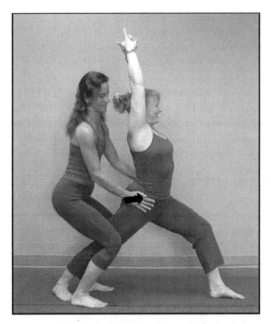

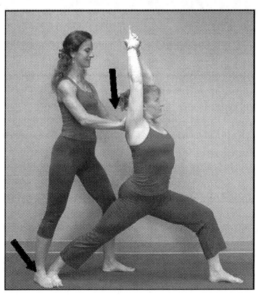

Pasos para Asistir la Postura de Guerrero Uno

Párese detrás de la persona, asistiéndolo a anclar la pierna trasera ejerciendo presión por arriba del área de la rodilla (como en la foto de arriba) o ayudándolo a anclar el pie posterior con su propio pie (como en la foto de abajo).

Utilice sus manos para presionar los hombros del asistido hacia abajo, traer hacia adentro la caja torácica, o llevar la pelvis a posición neutral.

Continúe asistiendo por el tiempo que crea apropiado. Esté consciente del cuerpo del asistido, del suyo y escuche la respiración de la persona.

Suelte sus manos y permita que él vuelva a la posición de montaña.

Realice la asistencia por el otro lado.

~~~~~~

Accesorios de Yoga Sugeridos

Haga que presionen el lado externo del pie trasero contra una pared.

Recomiéndeles apretar un bloque entre las manos para comprometer los brazos.

Lo Que Puede Decir (para facilitar el proceso)

"Presiona ambos pies plena y firmemente en el suelo", "Gira tu pecho hacia la pierna delantera", "Baja la pelvis y lleva el ombligo hacia adentro", "Deja que tus hombros se relajen mientras extiendes tus brazos".

"Como estudiante, el ser asistido me enseñó a soltar y a aceptar ayuda".
–Adrienne Yurinko, Instructora de Devalila Yoga

35

Guerrero Dos—Opción 1
Estiramiento de Brazos

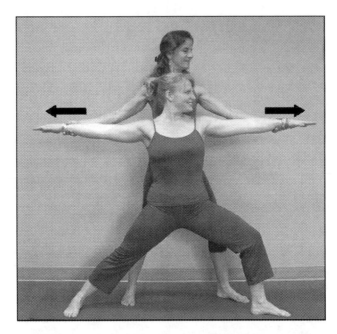

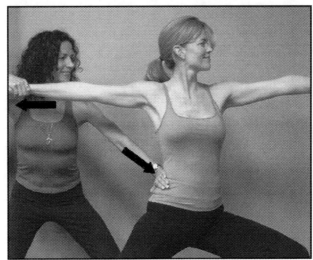

Pasos para Asistir la Postura de Guerrero Dos (Estiramiento de Brazos)

Párese detrás de la persona.

Sostenga ambas muñecas del asistido usando su dedo gordo e índice.

Estírele los brazos hacia afuera del cuerpo y manténgase firme de pie mientras anima al asistido a que respire enfocándose en la zona superior del tórax (como en la foto de arriba).

Alinee los brazos en una posición de "T" paralela al suelo.

Luego, párese cerca de la pierna trasera del asistido y jale el brazo hacia usted mientras que simultáneamente presiona en el área de la cintura con la intención de alinear el torso con la pelvis y lograr una buena apertura (como en la foto de abajo).

Provea la asistencia por el tiempo que considere apropiado. Esté consciente del cuerpo del asistido, del suyo y escuche la respiración.

Suelte sus manos y permita que vuelva a la posición de montaña o realice una asistencia diferente para la postura del guerrero dos.

Realice la asistencia por el otro lado.

~~~~~~

Accesorios de Yoga Sugeridos

Haga que presionen la parte externa del pie trasero contra una pared.

Lo Que Puede Decir (para facilitar el proceso)

"Respira profundo hacia la parte superior del pecho", "Estírate con la ayuda de tus dedos", "Relaja la caja torácica", "Deja que se relajen tus hombros".

Guerrero Dos—Opción 2
Apertura de Caderas

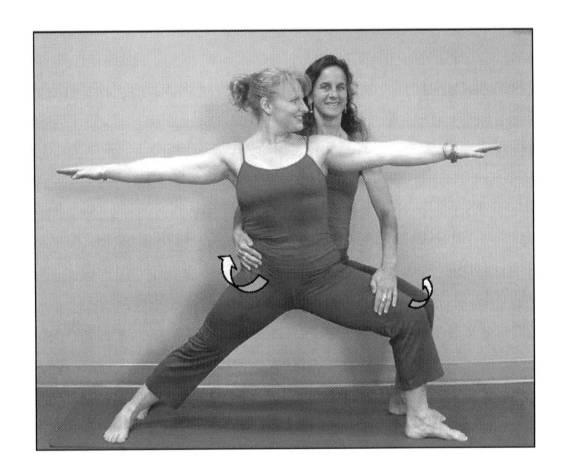

Pasos para Asistir la Postura de Guerrero Dos (Apertura de Caderas)

Párese detrás de la persona, haciendo la misma parada de guerrero.

Ponga su mano en la parte interna de la rodilla de la pierna delantera que el estudiante está flexionando.

Simultáneamente ponga su otra mano en el reborde pélvico frontal de la cadera correspondiente a la pierna trasera del estudiante.

Jale la rodilla y la cadera hacia usted, tenga presente no sacar la rodilla del alineamiento vertical con el tobillo.

Mantenga la asistencia por el tiempo que considere apropiado. Esté consciente del cuerpo del asistido, del suyo y escuche la respiración del mismo.

Suelte sus manos y permita que vuelva a la posición de montaña.

Continúe la asistencia por el lado contrario.

~~~~~~

Accesorios de Yoga Sugeridos

Hágalos presionar la parte posterior de sus pies contra una pared.

Lo Que Puede Decir (para facilitar el proceso)

"Deja caer el cóccix", "Presiona toda la planta de ambos pies", "Estira tu espalda inferior", "Permite que tu torso se relaje encima de las caderas".

"Ser asistido ayuda a la alineación y la profundidad, además, le permite tener una buena idea de la posición corporal". –Daniel Farrell, Instructor de Devalila Yoga

Guerrero Dos—Opción 3
Alineación de Rodilla

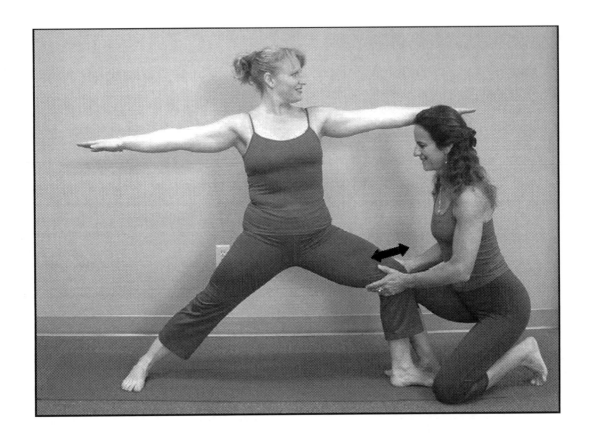

"Asistir alienta al estudiante a recordar luego cómo obtener lo mejor de una postura para cuando la practique por su cuenta".
--Eloise Sicora, Instructora de Devalila Yoga y de Pilates

Pasos para Asistir la Postura del Guerrero Dos (Alineación de Rodilla)

Arrodíllese frente a la persona en posición de receptor.

Observe la alineación de la rodilla y el tobillo del asistido.

Utilice sus manos para asistir a la persona y mover la rodilla delantera en alineación con el tobillo.

Anímelos a presionar firmemente ambos pies y mantener el cóccix hacia abajo.

Suelte sus manos y permita que el asistido retorne a la posición de montaña.

Provea asistencia por el lado contrario.

~~~~~~

Accesorios de Yoga Sugeridos

Hágalos presionar la parte posterior de sus pies contra una pared.

Lo Que Puede Decir (para facilitar el proceso)

"Equilibra tu peso en ambos pies", "Expande las plantas de tus pies y presiónalos totalmente", "Inhala profundamente sintiendo tu espalda baja", "Gira tus caderas y torso manteniendo la pierna delantera firme".

Triángulo—Opción 1 Postura General

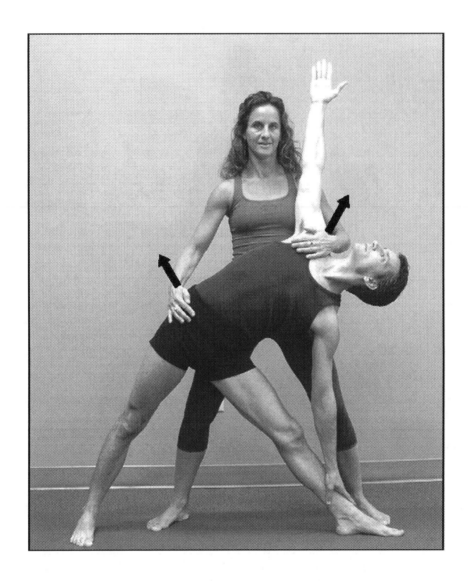

"La asistencia en el yoga puede ser un tema delicado para un instructor masculino. Siempre informa a las personas lo que vas hacer y pregúntales si está bien con ellos; sea cual fuera su género para así evitar reacciones negativas- de lo contrario, es todo un riesgo". –John Feddersen, Instructor de Devalila Yoga

Pasos para Asistir la Postura del Triángulo (Postura General)

Párese en forma amplia y detrás de la parte superior de la espalda de la persona, manteniendo una distancia de tres a seis centímetros.

Coloque su mano en el hombro superior del asistido (en el deltoides delantero) y la otra en el hueso de la cadera, presionándolo hacia usted.

Permita que su cuerpo le dé soporte a medida que lo deja inclinarse hacia usted.

Estabilice la postura usando toda la mano y manteniendo una posición firme.

Profundice la asistencia en la exhalación del asistido.

Continúe la asistencia por el tiempo que crea apropiado. Esté consciente del cuerpo del asistido, del suyo y escuche la respiración del mismo.

Permita que él encuentre su equilibrio antes de que usted se retire.

Suelte la mano de la cadera al final. Permita que permanezca en la postura o que regrese a la posición de pie.

Provea asistencia por el otro lado.

~~~~~~

Accesorios de Yoga Sugeridos

Ponga un bloque de yoga debajo de la mano que está hacia abajo para que le sirva de soporte (colóquelo cerca del lado externo de la rodilla delantera, o donde sea posible alcanzarlo).

Lo Que Puede Decir (para facilitar el proceso)

"Posiciona tu cuerpo como si estuviera paralelo a una pared", "Relaja tus hombros", "Ancla firmemente tus pies", "Mantén alienados tu rodilla y dedo gordo del pie", "Contrae y mantén firmes tus muslos".

Triángulo—Opción 2 Empujar y Jalar

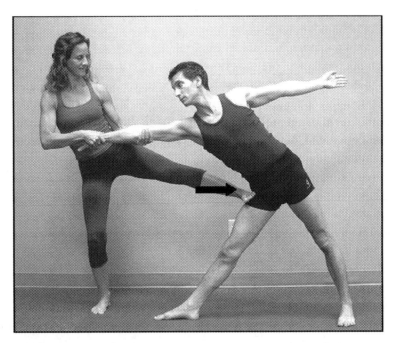

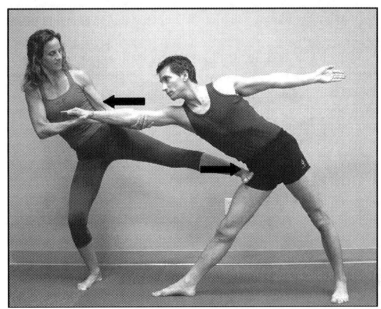

Pasos para Asistir la Postura del Triángulo
(Empujar y Jalar)

Párese detrás de la mano extendida del asistido.

Levante la pierna (la que esté más cerca de la persona) y coloque el lado externo de su pie a la altura del pliegue del muslo superior del asistido.

Agarre la muñeca y el codo y luego jále el brazo hacia usted.

Simultáneamente presione su pie a la altura del pliegue del muslo (su rodilla quedará extendida) de la persona.

Centre su ayuda en la exhalación.

Continúe estirándolo en esta posición hasta que él alcance estirarse más allá del pie delantero, tanto como pueda.

Al mismo tiempo que mantiene su equilibrio, retire su pie y guíe la mano del asistido descendiéndola hacia la pierna delantera. (o bloque de yoga) en la posición completa.

Mientras la persona se mantiene en esta postura, usted puede ayudar a alguien más en la pose del triángulo.

Realice la asistencia por el otro lado.

~~~~~~

Accesorios de Yoga Sugeridos

Ponga un bloque de yoga debajo de la mano que está más abajo para que le sirva de soporte (colóquelo cerca del lado externo de la rodilla delantera, o donde pueda alcanzarlo).

Hágalos practicar la postura con la espalda y cuerpo contra una pared.

Lo Que Puede Decir (para facilitar el proceso)

"Lleva la mano hacia adelante sobrepasando tu pie delantero",
"Compromete tus muslos", "Alinea tu hueso pélvico", "Deja
que el peso de tus caderas se vaya hacia atrás".

Triángulo—Opción 3 Volteando el Cuello

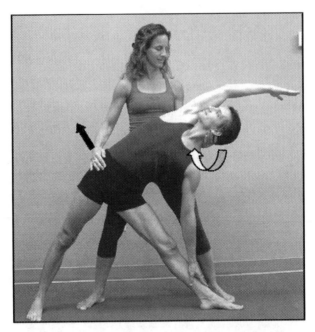

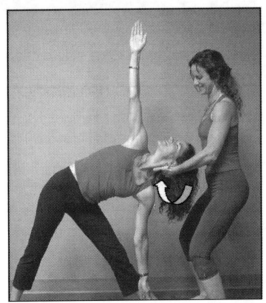

Pasos para Asistir la Postura del Triángulo
(Volteando el Cuello)

Mientras asiste en la postura general, sostenga todo el cuello del asistido con su mano para darle soporte y suavemente ayúdele a girar la cabeza de manera que mire hacia arriba (como en la foto superior), o colóquese frente a la cabeza de este, con una parada firme (como en la foto inferior).

Acune el cuello/cabeza del asistido con ambas manos, colocándolas alrededor de la cresta inferior del cráneo (zona occipital).

Pídale que deje caer todo el peso de su cabeza en sus manos.

Guíe el cuello/cabeza en alineación con el resto de la espina dorsal, si no estuviera ya alineado.

Suavemente, gírele la cabeza para que quede con la cara hacia arriba, al mismo tiempo que usted usa un poco de fricción moviendo el cuello de este hacia su cuerpo.

Continúe la asistencia por el tiempo que crea apropiado. Esté consciente del cuerpo del asistido, del suyo y escuche la respiración de la persona.

Asegúrese de que tenga los ojos abiertos y de que esté balanceado antes de retirar sus manos y alejarse del asistido.

Continúe asistiendo a la persona por el otro lado.

~~~~~~

Accesorios de Yoga Sugeridos

Ponga un bloque de yoga debajo de la mano inferior para que sirva de soporte (colóquelo cerca del lado externo de la rodilla delantera, o donde puedan alcanzarlo).

Lo Que Puede Decir (para facilitar el proceso)

"Relaja tu cabeza hacia atrás en línea con tu espina",
"Deja que tu cabeza se vuelva pesada".

Flexión Hacia Adelante—Opción 1
Presión de Espalda

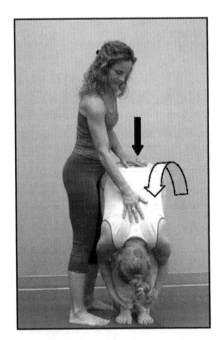

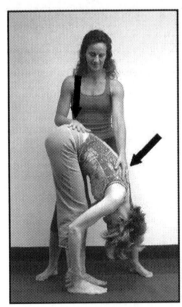

Pasos para Asistir la Postura de Flexión Hacia Adelante (Presión en la Espalda)

Párese a un lado de la persona.

Ponga su mano abierta en el área del sacro para darle estabilidad.

Simultáneamente ponga su otra mano en la mitad de la espalda entre los bordes inferiores de los omóplatos.

La mano en el sacro estabiliza el cuerpo, mientras que la otra mano presiona la espalda hacia abajo para facilitar la flexión hacia adelante.

Permítale que doble levemente las rodillas si su estómago está muy separado de los muslos.

Continúe la asistencia por el tiempo que crea apropiado. Esté consciente del cuerpo del asistido, del suyo y escuche la respiración del asistido.

Suelte sus manos y permita que vuelva a la posición de montaña.

~~~~~~

Accesorios de Yoga Sugeridos

Haga que presionen la posadera contra una pared mientras se inclinan hacia adelante.

Puede hacer que presionen un bloque de yoga entre los muslos para hacer alineamiento.

Lo Que Puede Decir (para facilitar el proceso)

"Dobla tus rodillas", "Lleva tu peso hacia adelante", "Permite que tu torso y cabeza cuelguen libremente".

Flexión Hacia Adelante—Opción 2
Sándwich de Cuerpos

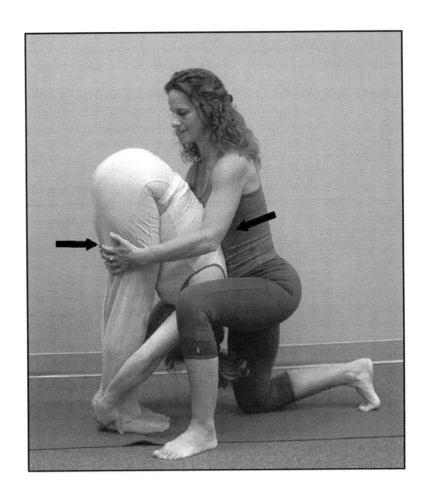

"Sé auténtico en la forma como practicas el yoga—desde tu corazón". –Carrie Colditz, Instructora de Devalila Yoga

Pasos para Asistir la Postura de Flexión Hacia Adelante (Sándwich de Cuerpos)

Póngase de rodillas, en posición de pedida de matrimonio, quedando frente a la espalda del asistido

Ponga sus manos alrededor del área media-superior de los muslos.

Simultáneamente presione su cavidad torácica y estómago contra la parte media de la espalda del asistido.

Presione sus manos contra la parte delantera de su cuerpo, encajando al asistido como un sándwich al momento de hacer la flexión delantera.

Permita que flexione las rodillas levemente si su estómago está muy separado de los muslos.

Continúe la asistencia por el tiempo que crea apropiado. Esté consciente del cuerpo del asistido, del suyo y escuche la respiración de la persona.

Suelte sus manos, y retírese mientras el asistido vuelve a la posición de montaña.

~~~~~~

Accesorios de Yoga Sugeridos

Haga que presionen la posadera contra una pared mientras flexionan hacia adelante.

Puede hacer que presionen un bloque de yoga entre los muslos para lograr el alineamiento de piernas.

Lo Que Puede Decir (para facilitar el proceso)

"Dobla tus rodillas", "Lleva tu peso hacia la parte delantera de tus pies" "Extiende tu exhalación y lleva el ombligo hacia la espina dorsal", "Deja que tu torso y cabeza cuelguen libremente".

Bailarín

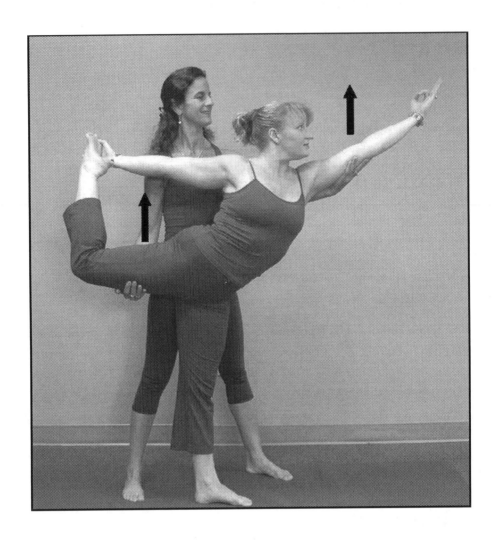

"Yoga es una danza de opuestos: suavidad y fuerza, relajación y vigor,
levantar y enraizar, oscuridad y luz, humor y seriedad, libertad y disciplina".
–Stephanie Pappas, Instructora y Entrenadora de Devalila Yoga

Pasos para Asistir la Postura del Bailarín

Párese a un lado de la persona, tocando levemente con su cuerpo la pierna en la que está parado el asistido.

Una de sus manos debe dar soporte al muslo de la pierna levantada.

Simultáneamente su otra mano debe dar soporte al tríceps del brazo que está levantado.

Levante el brazo y la pierna del asistido con sus manos ejerciendo igual fuerza y palanca.

Asegúrese que las caderas estén centradas y que la rodilla doblada no se vaya hacia afuera.

Continúe la asistencia por el tiempo que crea apropiado. Esté consciente del cuerpo del asistido, del suyo y escuche la respiración de la persona.

Lentamente suelte sus manos y permítale encontrar el balance por su cuenta.

Provea asistencia por el otro lado.

~~~~~~

Accesorios de Yoga Sugeridos

Haga que se coloquen frente a una pared y que la toquen para mayor equilibrio.

Sugiérales pasar una cinta de yoga alrededor del tobillo o pie si no alcanzan estos con la mano.

Lo Que Puede Decir (para facilitar el proceso)

"Lleva tu pierna elevada en dirección opuesta a tu cuerpo", "Levanta y expande tu torso".

Media Luna Uno—Opción 1
Estiramiento Lateral

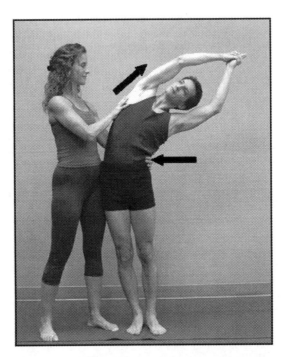

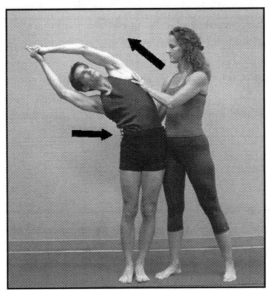

Pasos para Asistir la Postura de Media Luna Uno (Estiramiento Lateral)

Párese de lado, en dirección opuesta a la inclinación del asistido, tocando con su cuerpo la parte externa y lateral de la cadera de este.

Pase su mano alrededor de la cintura y atraígala hacia su cuerpo.

Con la otra mano, presione simultáneamente la caja toráccica en la misma dirección en la que el asistido se estira.

Aplique mayor presión al momento de la exhalación.

Permítale que descanse la cabeza en el brazo inferior si sintiera alguna tensión en el cuello.

Continúe la asistencia por el tiempo que crea apropiado. Esté consciente del cuerpo del asistido, del suyo y escuche la respiración de la persona.

Suelte sus manos y permítale que vuelva a la posición de montaña.

Provea asistencia por el otro lado.

~~~~~~

Accesorios de Yoga Sugeridos

Haga que sostengan un bloque de yoga entre las manos para comprometer los brazos.

Haga que sostengan un bloque de yoga entre los muslos para comprometer las piernas.

Lo Que Puede Decir (para facilitar el proceso)

"Alcanza con tus brazos y extiende tus codos", "Mantén la cabeza alineada con tus brazos", "Estírate desde la cintura", "Respira hacia donde te sientas mejor".

Media Luna Uno—Opción 2
Jalando los Brazos

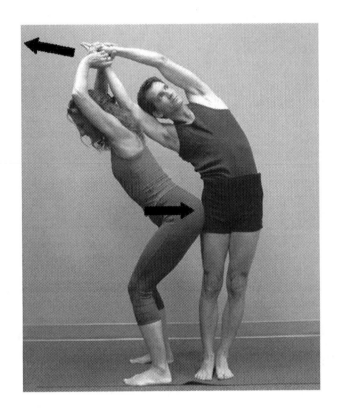

Pasos para Asistir la Postura de Media Luna Uno— (Jalando los Brazos)

Párese en posición de cuclilla, permaneciendo debajo de los brazos extendidos del asistido.

Presione su posadera en el área lateral de la cadera (si ambos tuvieran una marcada diferencia de estatura, esta asistencia no podría ser posible).

Eleve sus dos manos por arriba de su cabeza y con las mismas, jale hacia adelante las muñecas del asitido.

Simultáneamente, empuje su posadera hacia atrás en contra de las caderas de este y jale los brazos hacia adelante.

Aplique más tracción en la exhalación del mismo.

Permítale que descanse la cabeza en el brazo inferior si sintiera molestia en el cuello.

Continúe la asistencia por el tiempo que crea apropiado. Esté consciente del cuerpo del asistido, del suyo y escuche la respiración de la persona.

Suelte sus manos y permita que él retorne a la posición de montaña.

Provea asistencia por el otro lado.

~~~~~~

Accesorios de Yoga Sugeridos

Haga que sostengan un bloque de yoga entre los muslos para comprometer las piernas.

Lo Que Puede Decir (para facilitar el proceso)

"Estira tus brazos y extiende tus codos", "Mantén la cabeza alineada con tus brazos", "Estira el área de la cintura", "Activa los músculos de tus piernas".

Media Luna Dos

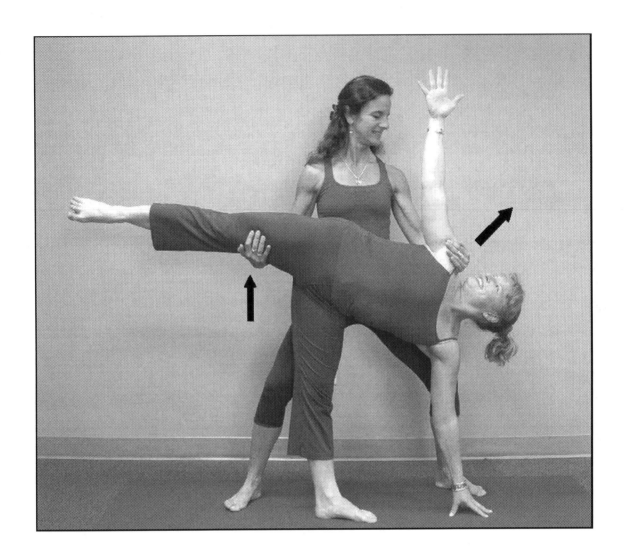

"¡Me encanta la asistencia! ¡Me ha enseñado a reconocer cada
parte de mi cuerpo —aquellas partes posteriores que no puedo
ver y que algunas veces !necesito poner en su lugar!"
—Dawn Sharp, Instructora de Devalila Yoga y Entrenadora Personal

Pasos para Asistir la Postura de Media Luna Dos

Permita que el estudiante entre en la postura por su cuenta y de la mejor manera que pueda.

Párese detrás del asistido con su estómago o caja torácica (depende de la altura) tocando ligeramente la espalda superior del mismo, alrededor de su escápula. Asegúrese de pararse en forma amplia y estable.

Ponga su mano (la más cercana a la pierna) debajo del muslo que está al aire para darle apoyo.

Ponga una mano (la más cercana al torso superior del asistido) alrededor del deltoides frontal del brazo que está en el aire.

Simultáneamente traiga hacia su cuerpo el hombro de la persona y levante la pierna de la misma hacia una posición horizontal en el aire.

Déjelo llevar su peso levemente hacia atrás como si se estuviera recostando contra una pared.

Continúe la asistencia por el tiempo que crea apropiado. Esté consciente del cuerpo del asistido, del suyo y escuche la respiración del mismo.

Muy despacio, suelte sus manos pero manténgase de pie hasta que el asistido haya alcanzado el equilibrio por si mismo, luego retírese.

Provea asistencia por el otro lado.

Accesorios de Yoga Sugeridos

Haga que apoyen la mano (que está más cerca del suelo) en un bloque de yoga.

Haga que practiquen esta postura contra una pared.

Lo Que Puede Decir (para facilitar el proceso)

"Extiéndete hacia afuera y desde tu ombligo como si fueras una estrella de mar", "Activa la pierna que está en el aire", "Sigue abriendo tu pecho y caderas", "Si te sientes fuera de balance, mira hacia adelante o hacia el piso".

Estocada Alta

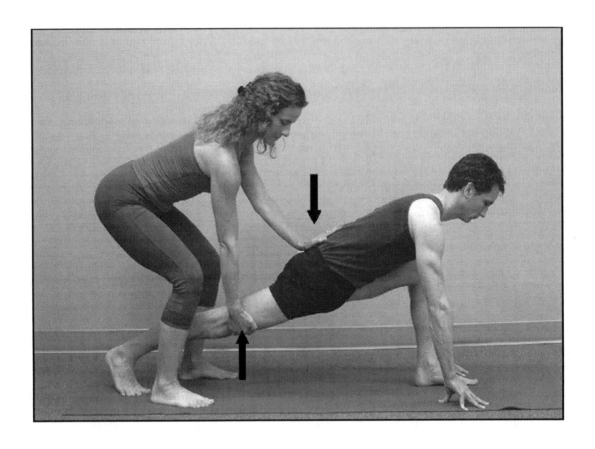

"Aprender yoga fue algo que cambió mi vida. Fue un regalo que espero continuar compartiendo para que otros encuentren también su propio sentido de paz y balance".
–Michelle Rodríguez, Instructora de Devalila Yoga

Pasos para Asistir la Postura de Estocada Alta

Coloque sus piernas a ambos lados de la pierna posterior del asistido y doble sus rodillas hasta que alcance el cuerpo de él.

Ponga una mano debajo del muslo y por encima de la rodilla. Levántela hacia arriba.

Simultáneamente, con su otra mano presione hacia abajo, a la mitad del sacro.

Siga presionando el sacro y levantando el muslo de la pierna posterior.

Continúe la asistencia por el tiempo que crea apropiado. Esté consciente del cuerpo del asistido, del suyo y escuche la respiración de la persona.

Suelte sus manos y permita que él traiga la pierna posterior hacia adelante y que vuelva a la posición de montaña.

Provea asistencia por el otro lado.

~~~~~~

Accesorios de Yoga Sugeridos

Haga que cada mano del asistido toque un bloque colocado junto al pie delantero.

Lo Que Puede Decir (para facilitar el proceso)

"Deja que tus caderas se suelten hacia el piso", "Alcanza hacia atrás con el talón trasero", "Tu rodilla delantera está posicionada sobre el tobillo", "Sigue estirando tu espina dorsal y cuello".

"Cuando un estudiante siente la diferencia de una postura en la que ha sido cuidadosamente asistido, el resultado usual es una sonrisa enorme- sea interna o externa".
–John Feist, Instructor de Devalila Yoga

Pirámide

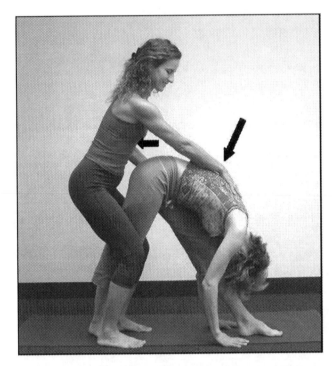

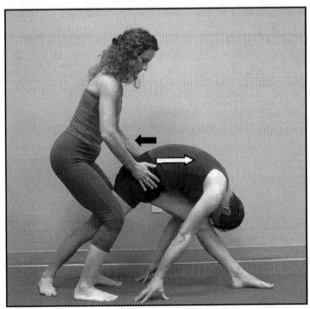

Pasos para Asistir la Postura de Pirámide

Doble sus rodillas en la posición del "esquiador", sus piernas deben estar a cada lado de la pierna posterior del asistido. Con las mismas, presione firmemente la pierna posterior del asistido y estabilícela.

Ponga una mano en la espalda, entre los omóplatos y presione hacia abajo al momento que él exhala.

Simultáneamente con su otra mano desplace la cadera del asistido (la que corresponde a la pierna frontal) hacia atrás. Esta acción lleva la pelvis a una posición más centrada.

Continúe la asistencia por el tiempo que crea apropiado. Esté consciente del cuerpo del asistido, del suyo y escuche la respiración del mismo.

Suelte sus manos y permita que vuelva a la posición de montaña.

Provea asistencia por el otro lado.

~~~~~~

Accesorios de Yoga Sugeridos

Haga que ambas manos del asistido se apoyen en un bloque junto al área frontal de la pierna.

Lo Que Puede Decir (para facilitar el proceso)

"Presiona firmemente los dos pies", "Dobla tu rodilla un poco si hay mucha sensación de dolor", "Centra tus caderas", "Deja que tu torso se relaje sobre la pierna frontal".

"Stephanie me enseñó que la diversión del yoga viene a veces de cuando te caes y te ríes".
—Ruby Hope, Instructora de Yoga

Yoga Mudra de Pie—Opción 1
Apretón de Hombro

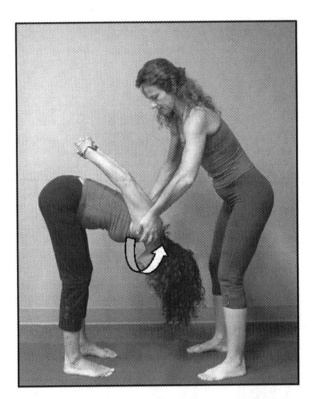

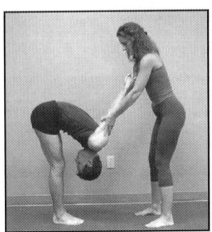

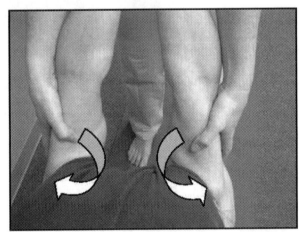

Pasos para Asistir la Postura de Yoga
Mudra de Pie (Apretón de Hombro)

Párese frente a la espalda del asistido a medida que él entra a la postura.

Mueva el área frontal de los hombros del asistido hacia adentro, en dirección a su espina dorsal (como en foto de arriba).

Luego, alcance los brazos estirados de este y ponga sus manos alrededor de los bíceps. Sus dedos gordos deben apuntar hacia abajo, en la zona interior de los brazos del mismo. (como aparece en las fotos de abajo).

A medida que él exhala, girele firmemente sus brazos hacia afuera. Esta acción debe ayudar a juntar los omóplatos.

Continúe girando sus brazos hacia afuera (como si exprimiera dos toallas) y simultáneamente jale los brazos hacia usted (como en la foto inferior izquierda).

Permítale doblar levemente las rodillas si ve que está curvando mucho la espalda inferior, o si el estómago está muy lejos de los muslos.

Mantenga la asistencia por el tiempo que considere apropiado. Esté consciente del cuerpo del asistido, del suyo y escuche la respiración del mismo.

Suelte sus manos y permítale que vuelva a la posición de montaña.

~~~~~~

Accesorios de Yoga Sugeridos

Haga que sostengan un cinturón de yoga entre las manos si tienen dificultad para entrelazar los dedos.

Si el balance es un problema, haga que se sienten en una silla en vez de estar de pie.

Lo Que Puede Decir (para facilitar el proceso)

"Dobla las rodillas", "Aprieta los omóplatos", "Deja que tu torso y cabeza cuelguen libremente".

Yoga Mudra de Pie—Opción 2
Estiramiento de Brazos

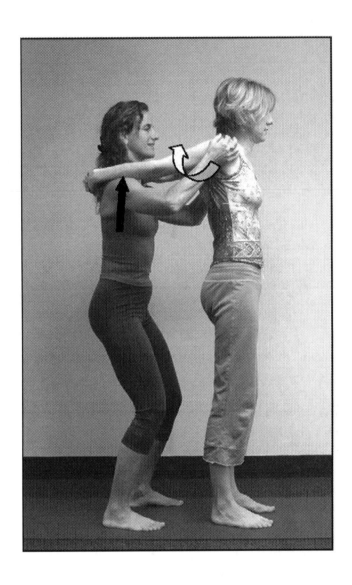

Pasos para Asistir la Postura de Yoga Mudra de Pie (Estiramiento de Brazos)

Párese detrás del asistido mientras él permanece en la postura y logre poner sus dedos entrelazados.

Doble sus rodillas y quede debajo de los brazos del asistido. Luego, coloque los antebrazos de la persona sobre sus hombros (si esto no fuera posible, intente asistir de otra forma esta postura).

A medida que usted se enderece, los brazos y pecho del asistido se estirarán aun más.

Ponga sus manos en los hombros de la persona, (área deltoides) y gírelos hacia adentro, en dirección a la espina dorsal. Esta acción tiene la intención de acercar los omóplatos entre sí.

Continúe la asistencia por el tiempo que crea apropiado. Esté consciente del cuerpo del asistido, del suyo y escuche la respiración del mismo.

Doble sus rodillas y lleve los brazos del asistido fuera de sus hombros, luego retroceda para que el asistido vuelva a la posición de montaña.

~~~~~~

Accesorios de Yoga Sugeridos

Si tienen dificultad para entrelazar los dedos, haga que sostengan un cinturón de yoga entre las manos.

Lo Que Puede Decir para facilitar el proceso)

"Respira profundo hacia tu pecho", "Aprieta tus omóplatos", "Lleva tus costillas hacia adentro".

"Cultiva el estado de conciencia de tus estudiantes".
—Carrie Colditz, Instructora de Devalila Yoga

Extensión Lateral—Opción 1
Postura General

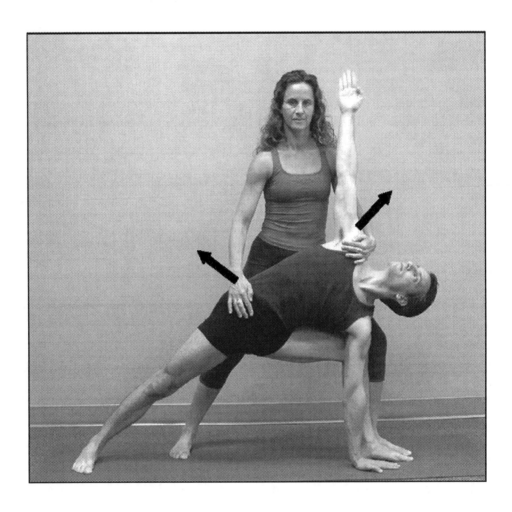

"En nuestra sociedad no nos tocamos. Pero cuando mis estudiantes
me dicen cuanto les gusta que yo los asista, esto me hace
recordar que a los seres físicos nos gusta ser tocados".
—Dawn Sharp, Instructora de Devalila Yoga

Pasos para Asistir la Postura de Extensión
Lateral (Postura General)

Manténgase con una parada amplia, a unos siete centímetros detrás de la espalda media/superior del asistido.

Coloque su mano en el hombro superior de la persona (deltoides frontal) y la otra en el hueso de la cadera superior (la cresta iliaca frontal) en esta posición, dirija el cuerpo del asistido hacia usted.

Use su cuerpo para apoyar al asistido si él se inclinara hacia usted.

Profundice la asistencia durante la exhalación.

Continúe la asistencia por el tiempo que crea apropiado. Esté consciente del cuerpo del asistido, del suyo y escuche la respiración del mismo.

Permítale estabilizarse adecuadamente antes de que se retire.

Primero, retire su mano del hombro, luego, la de la cadera y finalmente, permita que vuelva a una posición de pie.

Provea asistencia por el otro lado.

~~~~~~

Accesorios de Yoga Sugeridos

Haga que se apoyen sobre un bloque de yoga usando las manos (póngalo cerca del borde externo o interno del pie delantero).

Lo Que Puede Decir (para facilitar el proceso)

"Posiciona tu cuerpo como si estuvieras junto a una pared", "Relaja tus hombros", "Ancla tus pies firmemente", "Aprieta los glúteos y alinea tu pelvis", "Mantén la rodilla y el tobillo delanteros alineados apuntando hacia adelante", "Activa tus muslos".

Extensión Lateral—Opción 2 Giro de Torso

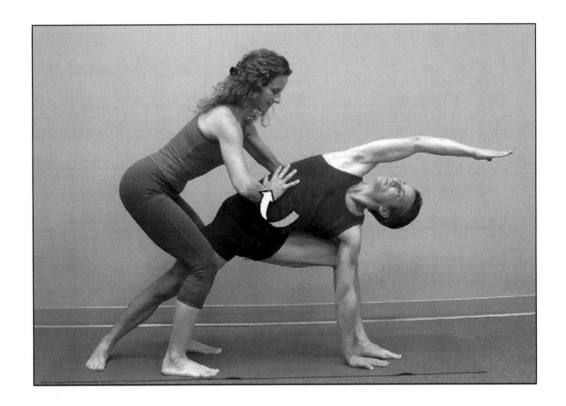

"Si la asistencia es estable e inspira confianza, el estudiante puede sentirse más seguro y estar más relajado en la pose". –Stephanie Pappas, Instructora y entrenadora de Devalila Yoga

Pasos para Asistir la Postura de Extensión Lateral (Giro de Torso)

Doble las rodillas en la posición de "esquiador", sus piernas deben estar a cada lado de la pierna posterior del asistido. Con las mismas, presione firmemente y estabilice la pierna posterior del asistido.

Ponga una mano en la parte baja del omóplato (la que esté más cercana al suelo). Esta mano presionará la escapula en dirección al piso.

Simultáneamente, ponga la otra mano (dedos en dirección opuesta al ombligo) en la caja torácica (las costillas que dan hacia arriba).

Gire el torso con sus dos manos, moviendo en una dirección opuesta al ombligo del asistido creando apertura torácica.

Gírelo más durante la exhalación e intensifique el agarre de la pierna posterior.

Continúe la asistencia por el tiempo que crea apropiado. Esté consciente del cuerpo del asistido, del suyo y escuche la respiración del mismo.

Suelte sus manos y permita que vuelva a una posición de pie.

Provea asistencia por el otro lado.

~~~~~~

Accesorios de Yoga Sugeridos

Haga que la mano que va al piso, esté apoyada sobre un bloque de yoga (cerca al borde interno o externo de la canilla frontal).

Lo Que Puede Decir (para facilitar el proceso)

"Presiona firmemente ambos pies", "Baja el cóccix y pon firmes tus glúteos", "Abre tu pecho y axila hacia el techo", "Presiona tu brazo inferior contra la rodilla para darle mayor palanca al giro/torsión".

Guerrero Tres

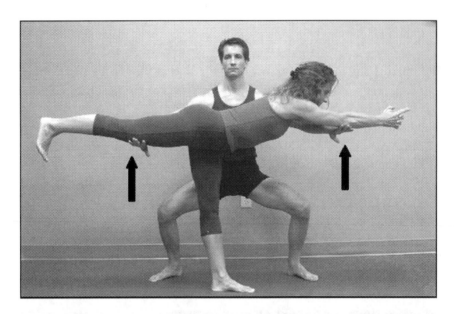

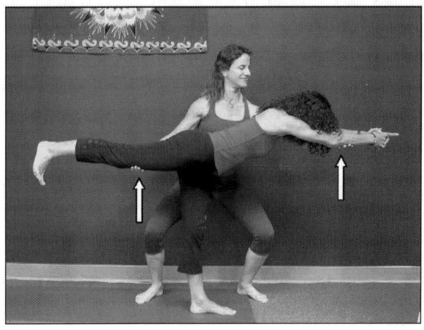

Pasos para Asistir la Postura del Guerrero Tres

Párese al costado del asistido, en posición de parada de caballo y cerca de la pierna levantada de la persona (en contacto ligero con su cuerpo).

Use una de sus manos (parte superior o palma) para apoyar y levantar el muslo de la pierna que está en el aire.

Simultáneamente use su otra mano (parte superior o palma) para apoyar y levantar los brazos que están dirigiéndose hacia el frente.

Alce los brazos y pierna del asistido con sus manos para que el cuerpo del mismo entre a una posición "T", sin perder el balance.

Continúe la asistencia por el tiempo que crea apropiado. Esté consciente del cuerpo del asistido, del suyo y escuche la respiración del mismo.

Lentamente, suelte sus manos y retírese.

Permítale estabilizarse por si mismos antes de que vuelva a la posición de montaña.

Provea asistencia por el otro lado.

~~~~~~

Accesorios de Yoga Sugeridos

Permítales que toquen la pared o una silla para lograr estabilizarse.

Haga que presionen el pie posterior contra una pared.

Lo Que Puede Decir (para facilitar el proceso)

"Estira tu pierna en el aire", "Pon presión en tu pierna de apoyo", "Alinea tu pierna, brazos y torso", "Trae el ombligo hacia la espina durante la exhalación".

Split de Pie—Opción 1
Levantamiento de Pierna

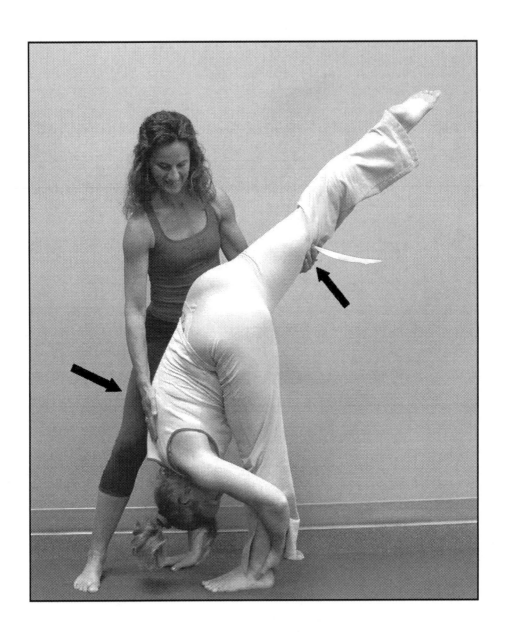

Pasos para Asistir la Postura del Split de Pie (Levantamiento de Pierna)

Párese al lado de la persona, cerca de la pierna que está en el aire, asegúrese de tener una parada amplia.

Ponga una mano en la mitad del muslo frontal de la pierna que está al aire. Coloque otra mano en la mitad de la espalda entre los omóplatos.

Simultáneamente, presione hacia abajo la espalda media en tanto levanta más la pierna que está arriba.

Si ve que el estómago está muy separado de los muslos, permita que el asistido flexione ligeramente la rodilla de la pierna de apoyo.

Mantenga la asistencia por el tiempo que crea apropiado. Esté consciente del cuerpo del asistido, del suyo y escuche la respiración del mismo.

Suelte sus manos y retírese a medida que el asistido junta las piernas y regresa a la postura de la montaña.

Provea asistencia por el otro lado.

~~~~~~

Accesorios de Yoga Sugeridos

Haga que coloquen una o ambas manos en un bloque de yoga, usándolo como apoyo.

Lo Que Puede Decir (para facilitar el proceso)

"Alcanza ambas piernas en dirección opuesta y aplicando igual fuerza", "Apunta tus dedos hacia el techo", "Relaja tu cuello".

"Qué fuerza hay hasta en los toques más sutiles".
—Carrie Colditz, Instructora de Devalila Yoga

Split de Pie—Opción 2 Sándwich de Cuerpo

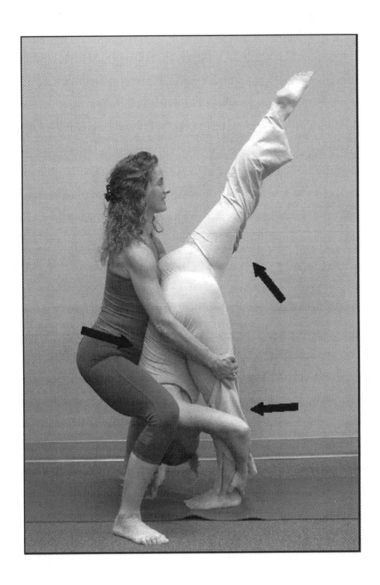

"El yoga me mostró una puerta suprema de felicidad y paz en mi cuerpo y mente".
—Varsha Patel, Instructora de Devalila Yoga

Pasos para Asistir la Postura del Split de Pie (Sándwich de Cuerpo)

Párese en cuclillas detrás de la persona mirando la espalda del asistido.

Ponga su mano en la mitad del muslo de la pierna de soporte.

Ponga la otra mano debajo de la rodilla o muslo de la pierna levantada y aplique un leve estirón de levantamiento.

Presione su caja torácica y estómago hacia la parte central de la espalda del asistido, a la vez que jala hacia usted la pierna que está en el aire.

Aplique presión entre sus manos y cuerpo frontal, quedando el asistido de pie como un sándwich en split.

Si ve que el estómago está muy separado de los muslos, permítale que flexione ligeramente sus rodillas.

Mantenga la asistencia por el tiempo que crea apropiado. Esté consciente del cuerpo del asistido, del suyo y escuche la respiración del mismo.

Suelte sus manos, párese y retírese a medida que el asistido junta sus piernas y regresa a la posición de montaña.

Provea asistencia por el otro lado.

~~~~~~

Accesorios de Yoga Sugeridos

Para lograr soporte, haga que coloquen las manos en uno o dos bloque de yoga.

Lo Que Puede Decir (para facilitar el proceso)

"Lleva tus piernas con igual fuerza y en direcciones opuestas", "Apunta tus dedos hacia el techo".

Flexiones hacia Adelante Estando Sentados–
Posturas de Caderas y Piernas

Los ajustes en posiciones sentadas son algo más fáciles de hacer porque no hay riesgo de que la persona se caiga como lo hay en las posturas de pie, además de que se trabaja con la gravedad a su favor. El hecho de que la persona esté sentada le da a usted más tiempo para posicionarse. El reto para ajustar a alguien en una posición sentada está en saber cuánta presión se debe aplicar. Al inicio puede tener un poco de aprensión. Con el tiempo y la práctica, usted irá adquiriendo confianza de cómo aplicar el nivel de presión. En este capítulo hay algunos puntos para que recuerde cuando asista a alguien en las posiciones de flexión hacia adelante:

- Haga que la persona flexione las rodillas ya sea un poco o mucho más, si nota que tiene los tendones de la corva muy tensos.
- Tenga accesorios de yoga a la mano y listos para dar soporte debajo de las rodillas, estómago ó glúteos.
- Si está inseguro de la cantidad de presión a aplicar, pídale su opinión.
- No fuerce al estudiante en una postura. Si siente resistencia y él no está respirando correctamente, entonces no continúe la presión.
- Aplique la presión gradualmente y en armonía con la respiración.
- Aplique mayor presión durante la exhalación.
- Cuando esté presionando en la espalda o espina dorsal use toda la palma de su mano.
- Cuando esté presionando en la espalda o espina dorsal con las dos manos aplique igual presión en ambas.

Nota: Todas las posturas en la siguiente sección deben ser ejecutadas por lo menos durante 20-30 segundos, pero pueden mantenerse por más tiempo, dependiendo de las necesidades de los estudiantes.

Flexión hacia Adelante—Accesorios

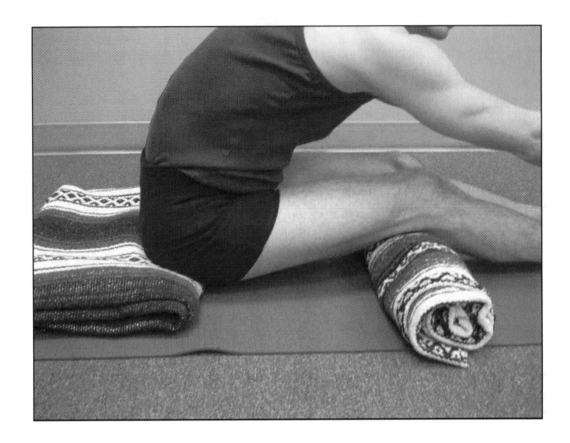

"Simplemente relájate y deja que la postura encuentre su expresión en ti misma…"
—Joy Principe, C.P.A y Instructora de Yoga

Sugerencias para Accesorios de Yoga en Postura de Flexión hacia Adelante Estando Sentado

Puede colocar una manta doblada o un cojín debajo de sus caderas.

Recuérdeles sentarse al borde de la manta o cojín y no directamente en la mitad del mismo.

Puede poner una manta enrollada, un cojín cilíndrico o una almohada pequeña debajo de las rodillas para relajar las corvas.

Puede presionar sus pies contra una pared para darle a sus piernas un estiramiento extra.

Si no hay accesorios de yoga disponibles puede enrollar su colchoneta de yoga y sentarse en ella.

Si no encuentra qué poner debajo de sus rodillas, puede deslizar sus antebrazos debajo de las rodillas para darles apoyo o simplemente puede flexionar las rodillas levemente.

"Al asistir podemos recordarle a la persona que está bien dejar las expectativas y realmente disfrutar la postura". –Joy Principe, C.P.A., y Instructora de Yoga

Flexión Sentada Hacia Adelante—Opción 1
Presión y Levantamiento de Caja Torácica

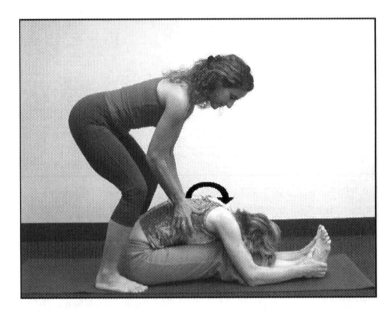

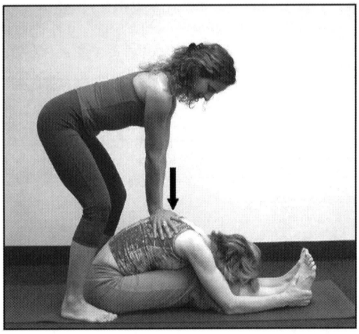

Pasos para Asistir la Postura Flexión Sentada Hacia Adelante (Levantamiento y Presión de Caja Torácica)

Párese con rodillas dobladas cerca de la espalda del asistido y con los pies cerca del borde externo de las caderas.

Coloque sus manos firmemente a los lados en la zona media/superior de la caja torácica de la persona y ponga sus dedos de la mano sobre las costillas.

A medida que el asistido inhala, levante la caja torácica y estírela levemente hacia adelante (como en la foto superior).

A medida que el estudiante exhala, presione la caja torácica hacia abajo y levemente hacia adelante con igual presión en ambas manos (como en la foto inferior).

Realice el levantamiento y la presión varias veces, sincronizando sus movimientos con la respiración del asistido.

Mantenga la asistencia por el tiempo que considere apropiado. Esté consciente del cuerpo del asistido, del suyo y escuche la respiración del mismo.

Suelte sus manos y retírese mientras este vuelve a la posición sentada.

~~~~~~

Accesorios de Yoga Sugeridos

Haga que coloquen una manta o cojín debajo de sus caderas, estómago o rodillas como apoyo.

Haga que presionen los pies contra una pared para un estiramiento más profundo.

Lo Que Puede Decir (para facilitar el proceso)

"Relaja tu cuello, brazos y hombros", "Lleva tu ombligo hacia los muslos", "Suéltate y deja que la gravedad te lleve a un nivel más profundo en la flexión".

Flexión Sentada Hacia Adelante—
Opción 2 Presión del Sacro

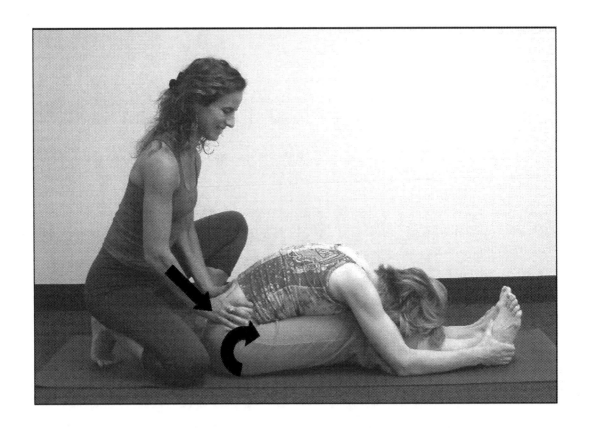

"Cuando el instructor te esté asistiendo, respira profundo y relájate en la postura".
—Stephanie Pappas, Instructora y Entrenadora de Devalila Yoga

Pasos para Asistir la Postura de Flexión Sentada hacia Adelante (Presión del Sacro)

Arrodíllese en posición de receptor cerca a la espalda del asistido.

Ponga firmemente la base de sus manos en la espalda inferior/área del sacro del asistido, con sus dedos apuntando hacia arriba y un poco hacia afuera (depende de qué tan cómodo lo siente).

Mantenga una presión constante y pareja hacia abajo y ligeramente en dirección del sacro.

A medida que el estudiante respira y se relaja en la postura, usted puede cambiar la posición de sus manos unos cuantos centímetros (arriba, abajo o hacia los lados) y continúe aplicando presión.

Siga la asistencia por el tiempo que crea apropiado. Esté consciente del cuerpo del asistido, del suyo y escuche la respiración de la persona.

Suelte sus manos, y retírese a la vez que él regresa a la posición sentada.

~~~~~~

Accesorios de Yoga Sugeridos

Haga que pongan una manta o cojín debajo de sus caderas, estómago o rodillas como apoyo.

Haga que presione el pie contra una pared para un estiramiento más profundo.

Lo Que Puede Decir (para facilitar el proceso)

"Lleva tu pelvis hacia adelante", Presiona las caderas contra el suelo",
"Lleva tu ombligo hacia los muslos", "Mantén pies y piernas juntas".

"Ayuda a que los estudiantes encuentren alegría en la práctica".
—Carrie Colditz, Instructora de Devalila Yoga

Flexión Sentada Hacia Adelante—Opción 3 Presión Ligera

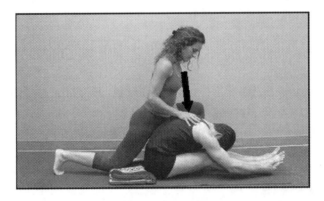

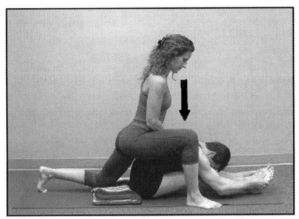

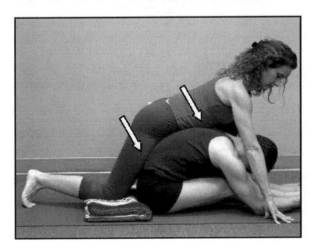

Pasos para Asistir la Postura de Flexión Sentada Hacia Adelante (Presión Ligera)

Arrodíllese cerca a la espalda del asistido y coloque un pie cerca del borde externo del muslo o rodilla (el que sea más cómodo para usted). Deje la otra pierna extendida atrás en posición de estocada baja.

Ponga sus manos firmemente en la espalda superior en medio de los omóplatos.

Cuando el asistido inhale, sulete un poco la presión de sus manos.

Cuando él exhale, presione levemente hacia abajo y adelante con igual presión en ambas manos.

Si él puede (o desea) experimentar más, cambie su peso hacia adelante y recargue su caja torácica, estómago y muslo superior sobre la espalda del asistido (como en la foto inferior). Aplique presión con todo su cuerpo a medida que el estudiante exhala.

Coloque sus manos en el suelo para obtener balance.

Siga la asistencia por el tiempo que crea apropiado. Esté consciente del cuerpo del asistido, del suyo y escuche la respiración de la persona.

Suelte sus manos y retírese a medida que él regresa a la posición sentada.

~~~~~~

Accesorios de Yoga Sugeridos

Haga que coloquen una manta o cojín debajo de sus caderas, estómago o rodillas como apoyo.

Lo Que Puede Decir (para facilitar el proceso)

"Relaja tu cuello, brazos y hombros", "Relaja más cada vez que exhales", "Mantén tus pies flexionados".

Flexión Sentada Hacia Adelante—Opción 4
Presión Intensa Usando Torso y Mano

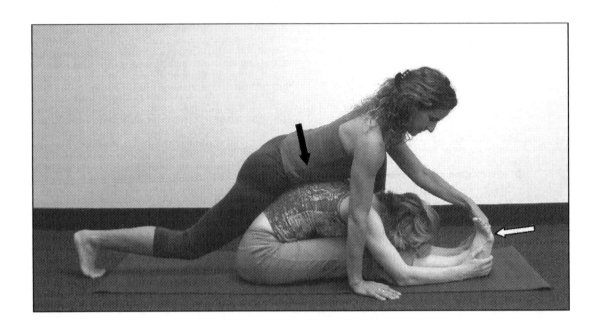

"¡Después de recibir asistencia en las flexiones hacia adelante fue increíble ver cuánto más profundo podía ir en la postura por mi cuenta! Fue como si aún continura sintiendo las manos levantando mi abdomen cada vez que tomaba una inspiración y la presión hacia abajo con la exhalación". –Michelle Lawrence, Instructora de Devalila Yoga

Pasos para Asistir la Postura de Flexión Sentada Hacia Adelante (Presión Intensa Usando Torso y Mano)

NOTA: Usar esta asistencia solo si la persona quiere experimentar aun más, luego de haber recibido asistencia previa de flexión hacia adelante.

Coloque su pie cerca del borde externo del muslo o rodilla. Deje la otra pierna extendida atrás en posición de estocada baja.

Cambie su peso hacia el pie de adelante y luego recueste su muslo superior, estómago y por último las costillas hacia la espalda del asistido.

Simultáneamente coloque su mano (o las dos) en el suelo, a los costados de las piernas del asistido para balance.

Aplique más presión en la exhalación de él, levantando usted su rodilla posterior del piso e inclinando su peso hacia abajo y adelante sobre la espalda del asistido.

Cuando se sienta equilibrado, use una de sus manos para flexionar el pie/ los pies del asistido hacia su cabeza.

Continúe la asistencia por el tiempo que crea apropiado. Esté consciente del cuerpo del asistido, del suyo y escuche la respiración de la persona.

Suelte sus manos, vuelva a la posición de rodillas, y retírese a medida que este vuelva a la posición sentada.

~~~~~~

Accesorios de Yoga Sugeridos

Haga que coloquen una manta o cojín debajo de las caderas o rodillas como apoyo.

Lo Que Puede Decir (para facilitar el proceso)
"Relájate completamente pero mantén tus pies flexionados",
"Suéltate más a medida que exhales".

Flexión Sentada Hacia Adelante—
Opción 5 Espalda con Espalda

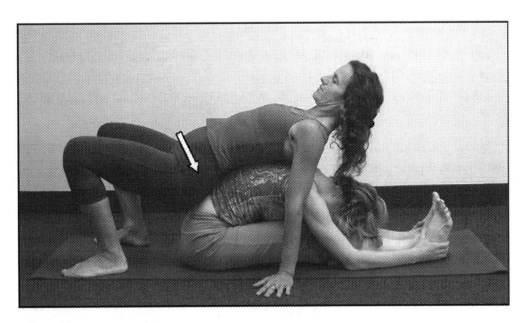

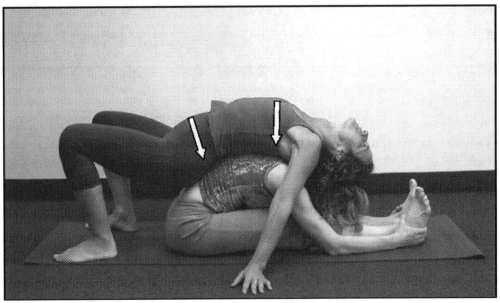

Pasos para Asistir la Postura de Flexión Sentada Hacia Adelante (Espalda con Espalda)

Siéntese cerca de las caderas del asistido, quedando espalda contra espalda y flexionando sus piernas. Coloque sus pies en el piso a una distancia similar al ancho de la cadera.

Coloque sus palmas en el suelo detrás de usted.

Levante sus caderas del piso y coloque su espalda inferior/área del sacro, en la misma área del asistido.

Lentamente, presione su espalda contra la espalda del asistido y mantenga contacto y alineación total.

A medida que se inclina hacia el cuerpo del asistido, ajuste la posición de sus manos para mantener el balance y la estabilidad.

Continúe la asistencia por el tiempo que crea apropiado. Esté consciente del cuerpo del asistido, del suyo y escuche la respiración de la persona.

Suéltese, desplazando su espina dorsal hacia arriba empezando con su cabeza y terminando en la espalda baja. Deslice sus caderas nuevamente hacia el suelo regresando a la posición sentada mientras él vuelve al punto neutro de la flexión.

~~~~~~

Accesorios de Yoga Sugeridos

Ponga una manta entre su espalda y la del asistido para suavizar el contacto de hueso con hueso.

Lo Que Puede Decir (para facilitar el proceso)

"¿Quieres más o menos presión?" "Relaja y profundiza la respiración a medida que inclino mi peso más hacia ti".

Posición del Niño—Opción 1
Presión del Sacro

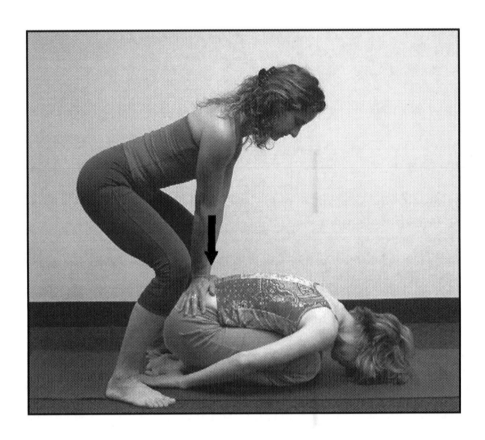

"La asistencia otorgada por mi instructor de yoga se parece mucho a la ayuda que un padre da a su hijo en los primeros años de vida". –Varsha Patel, Instructora de Devalila Yoga

Pasos para Asistir la Postura del Niño (Presión del Sacro)

Párese con rodillas dobladas cerca de la espalda del asistido y separe sus pies a una distancia similar al ancho de sus caderas.

Ponga sus manos firmes en el área del sacro del asistido y apunte sus dedos hacia afuera. Sus muñecas deben estar centradas en la mitad del sacro.

Mientras mantiene los brazos derechos, flexione más sus rodillas y presione hacia abajo en el sacro, usando el peso de su cuerpo.

Mantenga igual presión en la inhalación y exhalación.

Continúe la asistencia por el tiempo que crea apropiado. Esté consciente del cuerpo del asistido, del suyo y escuche la respiración de la persona.

Suelte sus manos y retírese a medida que él vuelve a la posición sentada.

~~~~~~

Accesorios de Yoga Sugeridos

Haga que separen bien sus rodillas o que pongan un cojín debajo del estómago como apoyo.

Sugiera que coloquen un cojín o una manta entre las caderas y los pies.

Lo Que Puede Decir (para facilitar el proceso)

"Respira profundo hacia el diafragma y la espalda inferior", "Relaja tus hombros".

> "Me emociona la idea de introducir el yoga a mi hija. Yo sé que le encantará, especialmente porque ya lo experimentó en mi matriz".
> —Michelle Rodríguez, Instructora de Devalila Yoga

Posición del Niño—Opción 2
Presión del Sacro con
Estiramiento de los Brazos

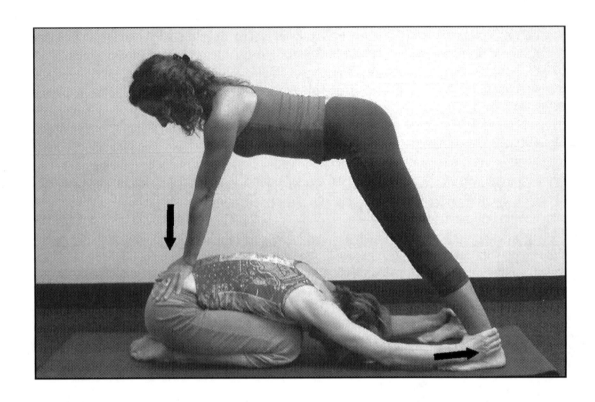

Pasos para Asistir la Postura del Niño (Presión en el Sacro con Estiramiento de Brazos)

Párese flexionando sus rodillas, logrando estar cerca de los brazos extendidos del asistido (a la altura de sus manos) y deje que se sujete a sus tobillos con agarre firme.

Extiéndase por encima de la espalda del asistido y ponga sus manos firmemente en el área del sacro de él, con sus dedos apuntando hacia los lados. Sus muñecas deben estar centradas en medio del sacro.

Mientras mantiene sus brazos derechos, presione hacia abajo en el sacro utilizando su peso corporal. Inclínese conscientemente, como si estuviera haciendo una lagartija con sus hombros casi sobre sus muñecas.

Mueva sus pies hacia atrás, uno a la vez, para darle a los brazos del asistido un mayor estiramiento.

Continúe la asistencia por el tiempo que crea apropiado. Esté consciente del cuerpo del asistido, del suyo y escuche la respiración de la persona.

Flexione sus rodillas, suelte las manos y párese derecho. Dígale al asistido que puede dejar de sujetarse de sus tobillos.

~~~~~~

Accesorios de Yoga Sugeridos

Haga que separen bien sus rodillas, o ponga un cojín debajo del estómago para mayor soporte.

Haga que pongan un cojín o manta entre las caderas y los pies.

Lo Que Puede Decir (para facilitar el proceso)

"Respira profundo hacia el diafragma y la espalda inferior",
"Sujétate firmemente a mis tobillos y relaja los hombros".

Flexión de Cabeza a Rodilla

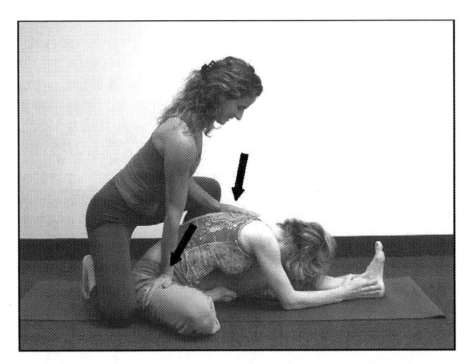

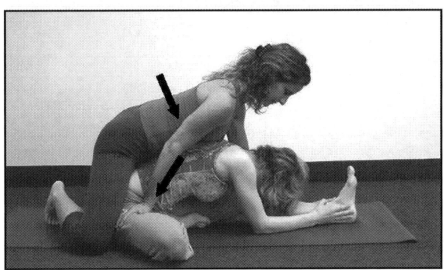

Pasos para Asistir la Postura de Flexión de Cabeza a Rodilla

NOTA: Puede realizar el levantamiento y presión de caja torácica antes de hacer los siguientes pasos.

Arrodíllese cerca de la espalda del asistido en posición de receptor (o de cuclillas)

Coloque la base de su palma en la pierna doblada, hacia la parte alta e interna del muslo y aplique presión hacia abajo. Sus dedos deben de apuntar hacia afuera.

Coloque la otra mano en el centro de la espalda entre el área inferior de los omóplatos y gradualmente aplique presión con cada exhalación.

Simultáneamente aplique presión en ambas áreas, pero suavice la presión en la espalda durante las inhalaciones.

Mantenga la asistencia por el tiempo que considere apropiado.

Suelte sus manos, párese y retírese mientras el asistido vuelve a la posición sentada.

Provea asistencia por el otro lado.

~~~~~~

Accesorios de Yoga Sugeridos

Haga que coloquen una manta o cojín debajo de ambas rodillas como apoyo.

Haga que presionen el pie contra una pared para mayor estiramiento.

Lo Que Puede Decir (para facilitar el proceso)

"Relaja tu cuello, brazos y hombros", "Lleva tu ombligo hacia tus muslos".

Flexión de Medio Héroe

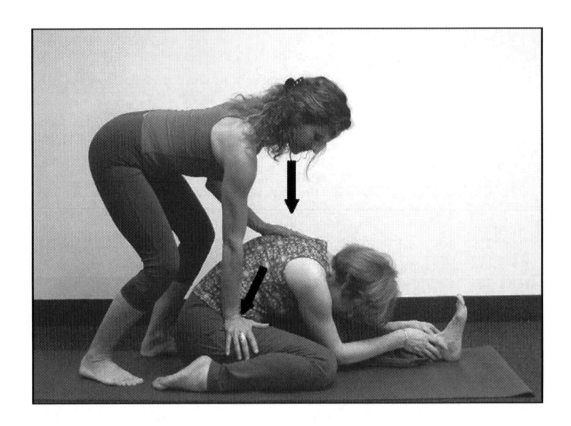

"Durante el entrenamiento para Instructores, mi instructor tuvo un increíble impacto en mi vida. Por un lado, me ayudó a ser más sencillo y por el otro, me hizo más fuerte".
–Martha Watson, Instructor de Devalila Yoga

Pasos para Asistir la Postura de Flexión de Medio Héroe

NOTA: Puede realizar el levantamiento y presión de caja torácica antes de hacer los siguientes pasos.

Párese con rodillas flexionadas cerca de la espalda del asistido (o utilice la posición de receptor).

Ponga la base de su palma en la pierna doblada de este, cerca de la cadera y aplique presión. Sus dedos deben de apuntar fuera del área de la ingle.

Coloque la otra mano en el centro de la espalda entre el área inferior de los omóplatos y gradualmente aplique presión con cada exhalación.

Simultáneamente aplique presión en ambas áreas, pero disminuya la presión en la espalda del asistido durante las inhalaciones.

Suelte sus manos y retírese mientras el asistido regresa a la posición sentada.

Provea asistencia por el otro lado.

~~~~~~

Accesorios de Yoga Sugeridos

Haga que coloquen una manta/cojín debajo de ambas rodillas como apoyo.

Haga que presionen el pie contra una pared para mayor estiramiento.

Lo Que Puede Decir (para facilitar el proceso)

"Relaja cuello, brazos y hombros", "Lleva tu ombligo hacia tus muslos".

Mariposa

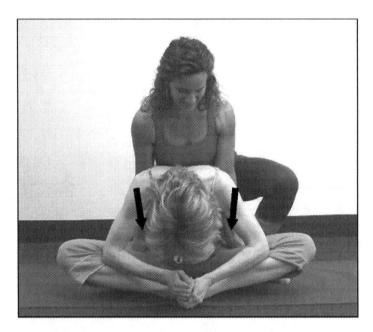

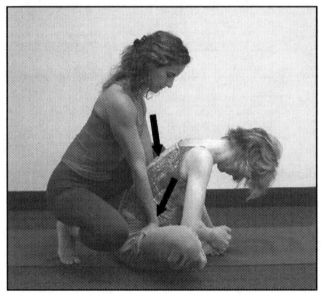

Pasos para Asistir la Postura de Mariposa

NOTA: Puede realizar el levantamiento y presión de caja torácica antes de hacer los siguientes pasos.

Póngase de rodillas cerca de la espalda del asistido (o de rodillas en posición de receptor).

Presione la base de su palma hacia abajo sobre las piernas del asistido (cerca a la cresta de los muslos) y gradualmente aplique presión logrando una sensación de apertura de los muslos internos. Sus dedos deben apuntar fuera del área de la ingle.

Ancle las piernas del asistido hacia abajo con una presión constante a medida que él respira y se flexiona hacia adelante.

Mantenga la asistencia por el tiempo que considere apropiado.

Suelte sus manos, párese y retírese mientras el asistido vuelve a la posición sentada.

~~~~~~

Accesorios de Yoga Sugeridos

Haga que coloquen una manta o cojín debajo de ambas rodillas como apoyo.

Haga que se sienten al borde de una manta o cojín.

Si son realmente flexibles, haga que presionen un bloque de yoga entre los pies.

Lo Que Puede Decir (para facilitar el proceso)

"Flexiónate hacia adelante desde la cresta de la cadera", "Lleva tu ombligo hacia el suelo", "Relaja tu cuello y hombros", "Presiona ambos tobillos entre sí".

"Realmente aprecio la voluntad y apertura de mis estudiantes".
–Stephanie Pappas, Instructora y entrenadora de Devalila Yoga

Flexión Sentada hacia Adelante con Piernas Abiertas

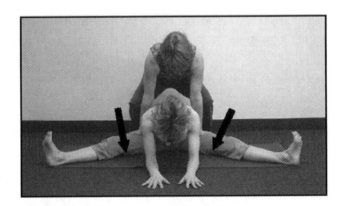

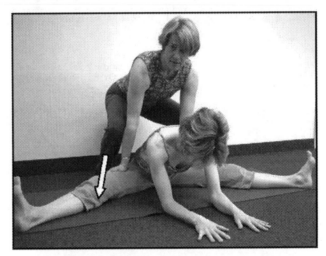

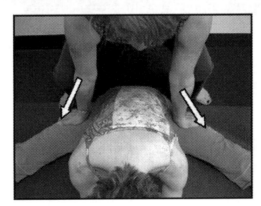

Pasos para Asistir la Postura de Flexión Sentada hacia Adelante con Piernas Abiertas

NOTA: Puede realizar el levantamiento y presión de caja torácica antes de hacer los siguientes pasos.

Párese con las rodillas flexionadas cerca de la espalda del asistido (o de rodillas en posición de receptor).

Con la base de sus palmas presione hacia abajo las piernas del asistido (cerca a la cresta de los muslos) y gradualmente aplique presión. Sus dedos deben apuntar fuera del área de la ingle.

Ancle las piernas del asistido hacia abajo con una presión constante a medida que él respira y se inclina hacia adelante.

Mantenga la asistencia por el tiempo que considere apropiado.

Suelte sus manos, párese y luego retírese mientras el asistido vuelve a la posición sentada.

~~~~~~

Accesorios de Yoga Sugeridos

Haga que coloquen una manta o cojín debajo de ambas rodillas como apoyo.

Haga que se sienten al borde de una manta o cojín.

Lo Que Puede Decir (para facilitar el proceso)

"Dóblate hacia adelante desde la cresta de tus caderas", "Lleva tu ombligo hacia el suelo", "Relaja tu cuello y hombros", "Flexiona tus pies para dar una mayor contracción a tus muslos".

Otras Posturas de Caderas y Piernas

Existen muy buenas posturas de piernas y caderas. En este capítulo he decidido enfocarme en las posturas más comunes (además de las posturas de flexión hacia adelante presentadas en el capítulo anterior).

En este capítulo presento algunos puntos a recordar cuando asista a alguien en las posturas de piernas y caderas. Son algo similares a los puntos del capítulo anterior:

- Permita que la persona doble sus rodillas durante la postura si esta tiene corvas poco flexibles.
- Use los accesorios de yoga para proveer soporte y comodidad a quienes tienen tensión en los músculos de la espalda inferior y caderas.
- Use toda su mano y no solamente los dedos durante los ajustes en las posturas.
- Use el peso de su cuerpo y la gravedad en vez de la fuerza muscular cuando aplique presión.
- Encuentre el nivel deseado entre mucha y poca presión.
- Pregunte al asistido el nivel de presión deseado.
- Aplique presión gradualmente y en armonía con la respiración.
- Profundice la presión en la exhalación.

  Nota: Todas las posturas de la siguiente sección deben ser realizadas por un mínimo de 30 segundos, aunque se pueden mantener por mucho más dependiendo de las necesidades y habilidades del estudiante.

Héroe

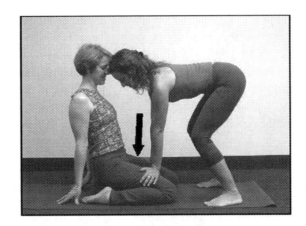

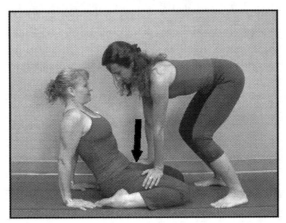

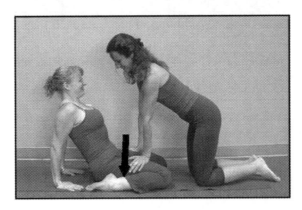

Pasos para Asistir la Postura del Héroe

Párese frente a las piernas del asistido, manteniendo sus rodillas dobladas (como en las fotos superiores) o sino, arrodíllese frente a las piernas del estudiante (como en la foto inferior).

Coloque sus manos en los muslos, arriba del área de las rodillas.

Con la base inferior de sus manos, gradualmente presione las piernas del asistido hacia abajo, sus dedos apuntando fuera del área de la ingle.

Lentamente lleve sus manos al muslo en dirección a la ingle. Incline su peso hacia una mano y luego hacia la otra, con un movimiento oscilante y lento.

Lentamente lleve sus manos hacia abajo en dirección a las rodillas. Incline su peso hacia una mano y luego hacia la otra, con un movimiento oscilante.

Repita la técnica cuantas veces considere apropiado.

Suelte sus manos, párese y luego retírese mientras el asistido suelta las piernas de la postura.

~~~~~~

Accesorios de Yoga Sugeridos

Haga que se siente al borde de una manta o cojín.

Haga que se arrodillen en una manta plana y suave.

Lo Que Puede Decir (para facilitar el proceso)

"Alinea tus tobillos con los dedos gordos del pies", "Separa más tus rodillas si sientes dolor", "Siéntate en un cojín si sientes mucha presión en las rodillas", "Siéntate derecho y estírate, mantén tu ombligo en dirección a la espina dorsal".

Garza

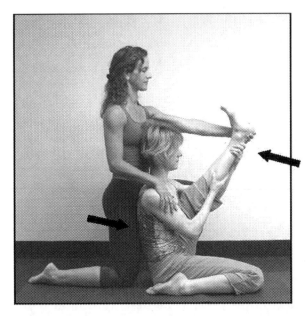

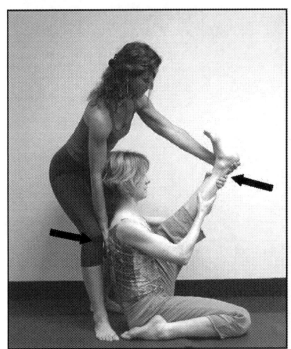

Pasos para Asistir la Postura de la Garza

Arrodíllese cerca de la espalda del asistido en posición de propuesta de matrimonio con su muslo alineado a la espina dorsal de este, sirviéndole de apoyo a la espalda (como en la foto superior).

También puede pararse con el interior de su canilla alineada a la espina, usando su mano como soporte de la espalda superior del asistido (como en la foto inferior).

Use su otra mano para sostener el talón de la pierna que está estirada hacia arriba y gradualmente jálela hacia su torso.

Mantenga la asistencia por el tiempo que considere apropiado.

Suelte sus manos, párese y luego retírese mientras el asistido regresa la pierna al suelo.

Provea asistencia por el otro lado.

~~~~~~

Accesorios de Yoga Sugeridos

Haga que el estudiante se siente al borde de una manta o cojín.

Lo Que Puede Decir (para facilitar el proceso)

"Estira tu espina dorsal, especialmente tu espalda inferior", "Relaja tu cuello y hombros", "Trae tu pierna hacia ti sin reclinarte hacia atrás".

"La práctica del Yoga incrementa la conciencia de nuestros sentimientos y de toda la gama de experiencias humanas. Estamos tan conectados al momento presente y no hay donde esconderse". –Stephanie Pappas, Instructora y Entrenadora de Devalila Yoga

Abrazo de Pierna

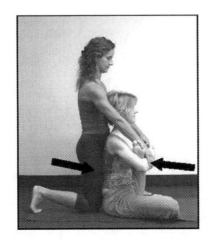

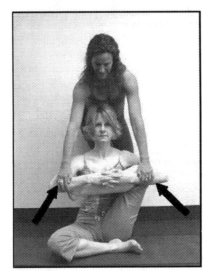

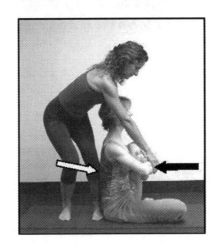

Pasos para Asistir la Postura del Abrazo de Pierna

Arrodíllese al lado de la espalda del asistido en posición de propuesta de matrimonio con su muslo alineado a la espina dorsal de este, de manera que le dé apoyo a la espalda del asistido (como en la foto superior).

También puede pararse con el interior de la canilla alineada con la espina y usando la mano como soporte de la espalda superior (como en las fotos inferiores).

Use sus manos para sostener la canilla de la pierna doblada del asistido, luego gradualmente jálela hacia su torso.

Mantenga la asistencia por el tiempo que considere apropiado.

Suelte sus manos, párese y retírese mientras el asistido regresa la pierna al suelo.

Realice la asistencia por el otro lado.

~~~~~~

Accesorios de Yoga Sugeridos

Haga que se siente al borde de una manta o cojín.

Lo Que Puede Decir (para facilitar el proceso)

"Estira tu espina dorsal, especialmente tu espalda inferior", "Trae tu canilla hacia el pecho", "Trae tu pierna hacia ti sin reclinarte hacia atrás".

"Para mí, el yoga es el tipo de ejercicio más satisfactorio que jamás haya imaginado".
—Amy Hentenaar, Estudiante de Yoga

Cuclilla

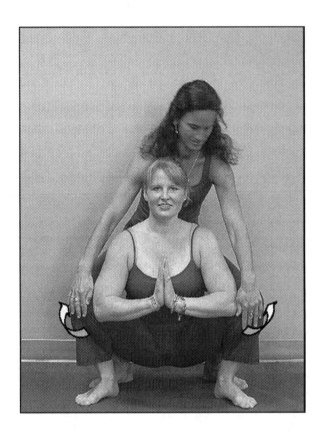

"Para asistir se necesita paciencia, estar concentrado y ser cuidadoso–
sin estas cualidades solo estarías haciendo contacto físico".
–Adrienne Yurinko, Instructora de Devalila Yoga

Pasos para Asistir la Postura de Cuclilla

Párese cerca de la espalda del asistido con las rodillas flexionadas.

Con sus manos, lleve lentamente las rodillas del asistido hacia atrás, sin sacarlo del alineamiento con sus tobillos.

Mantenga la asistencia por el tiempo que considere apropiado.

Suelte sus manos y retírese a medida que él vuelve a la posición de pie.

~~~~~~

Accesorios de Yoga Sugeridos

Haga que se sienten en uno o dos bloques de yoga.

Coloque una manta enrolladla, una colchoneta de yoga, o un accesorio de apoyo, debajo de los talones (si estos no tocan el suelo con facilidad).

Lo Que Puede Decir (para facilitar el proceso)

"Estira tu espina dorsal, especialmente tu espalda superior",
"Presiona tus codos contra la parte interna de las rodillas", "Deja
caer tus hombros y abre el área pectoral ó del corazón".

"No solamente el yoga ofrece el reto físico de perfeccionar y refinar varios movimientos y posturas, sino que con la ayuda de un instructor adecuado, puedes llegar a tener una invalorable conexión de mente-cuerpo- espíritu".
–Amy Hentenaar, Estudiante de Yoga

Perro Boca Abajo—Opción 1
Presión en el Sacro

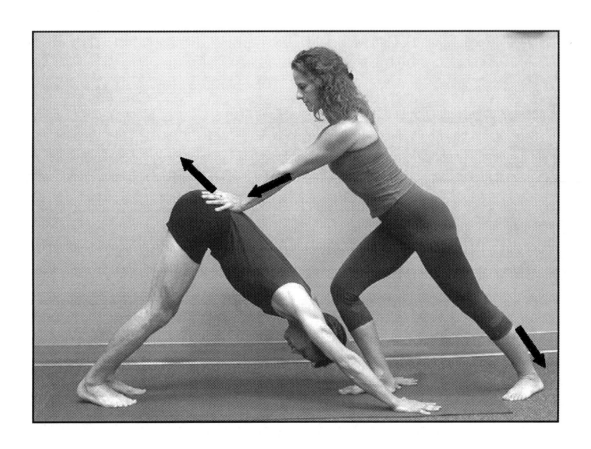

"Simplemente se siente bien cuando cada pedacito de mi cuerpo
se estira gradualmente en la postura del perro".
—Carrie Colditz, Instructora de Devalila Yoga

Pasos para Asistir la Postura del Perro Abajo
(Presión del Sacro)

Párese frente a la persona en la posición de estocada con los pies entre las manos del asistido.

También puede pararse con las rodillas flexionadas y sus pies detrás de las manos del asistido.

Con la base inferior de sus manos presione firmemente en el área del sacro, sus dedos deben apuntar hacia arriba y ligeramente hacia afuera.

Presione sus pies hacia el suelo e incline su peso corporal hacia adelante sin doblar los brazos.

Mantenga una presión continua y estable hacia abajo mientras al mismo tiempo ejerce presión hacia arriba en el sacro.

A medida que el asistido respira y mantiene la postura, usted puede cambiar la posición de sus manos unos cuantos centímetros (hacia arriba, abajo o lateralmente) y luego continuar aplicando presión.

Mantenga la asistencia por el tiempo que considere apropiado.

Realice una asistencia diferente para esa postura o suelte sus manos y déjelo que vuelva a la posición de montaña.

~~~~~~

Accesorios de Yoga Sugeridos

Haga que presionen sus talones contra una pared.

Haga que aprieten o mantengan un bloque de yoga entre los muslos.

Haga que pongan sus manos sobre bloques de yoga.

Lo Que Puede Decir (para facilitar el proceso)

"Respira profundo hacia tu pecho y diafragma", "Presiona fuertemente con las palmas de las manos", "Mira hacia tu ombligo", "Lleva tus hombros lejos de las orejas".

Perro Boca Abajo—Opción 2
Jalón de Piernas

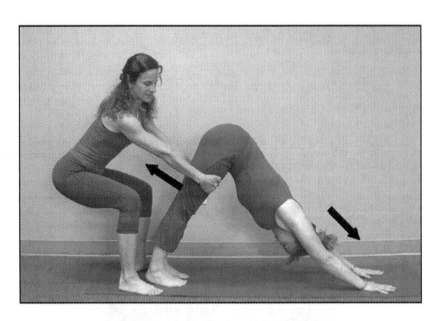

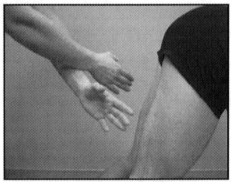

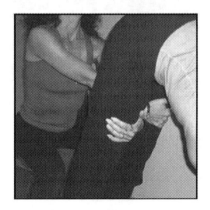

Pasos para Asistir la Postura de Perro Boca Abajo (Jalón de Piernas)

Párese con sus rodillas flexiondas detrás de la persona y con los pies más abiertos que el asistido.

Lleve sus manos firmemente a la parte más ancha de los muslos delanteros (como en la foto superior), o sino cruce sus muñecas una encima de otra, pasando por el interior de los muslos delanteros y sosteniendo con sus manos la zona más ancha de los mismos (como en la foto inferior).

Recline todo su peso hacia atrás con las caderas empujando hacia abajo (como si sentara en una silla).

Mantenga sus brazos estirados y deje que sus rodillas se doblen más a medida que permanece firmemente agarrado de la parte superior de los muslos.

Mantenga la asistencia por el tiempo que considere apropiado.

Realice un tipo de asistencia diferente para la postura o suelte sus manos y permita que el asistido vuelva a la posición de montaña.

~~~~~~

Accesorios de Yoga Sugeridos

Haga que aprieten o mantengan un bloque de yoga entre los muslos.

Haga que pongan sus manos sobre bloques de yoga.

Lo Que Puede Decir (para facilitar el proceso)

"Lleva tus caderas hacia el cielo", "Presiona tus manos contra la colchoneta", "Lleva tus rótulas hacia arriba y activa tus muslos", "Lleva tus talones hacia el suelo".

Perro Boca Abajo—Opción 3
Presión de Talones

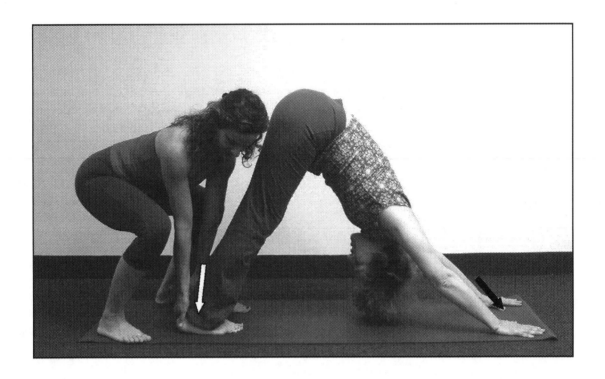

"El asistir es crucial para lograr que el alumno obtenga lo mejor de una postura".
–John Feist, Instructor de Devalila Yoga

Pasos para Asistir la Postura de Perro Boca Abajo (Presión de Talones)

Flexionando sus rodillas, párese detrás de la persona y mantenga sus pies más separados que los del asistido.

Estíre los talones de la persona hacia el suelo, apretándolos y presionándolos firmemente hacia abajo con sus dedos pulgar e índice (el dedo pulgar debe quedar hacia la parte externa de los talones).

Mantenga sus brazos estirados.

Deje caer su peso corporal a medida que flexiona aun más las rodillas.

Mantenga la asistencia por el tiempo que considere apropiado.

Realice diferentes asistencias para la postura o suelte sus manos, y permita que el asistido vuelva a la posición de montaña.

~~~~~~

Accesorios de Yoga Sugeridos

Haga que presionen o mantengan un bloque de yoga entre los muslos.

Haga que pongan sus manos sobre bloques de yoga.

Lo Que Puede Decir (para facilitar el proceso)

"Lleva tus caderas hacia el cielo", "Presiona tus palmas", "Estira tus rodillas y activa tus muslos", "Lleva tus talones hacia el suelo".

"He descubierto que a algunas personas no les gusta ser corregidas en la postura, aun cuando es para su propio bien. Se ponen rígidos y se resisten".
—John Feddersen, Instructor de Devalila Yoga

Preparación para Paloma—Opción 1
Presión del Sacro

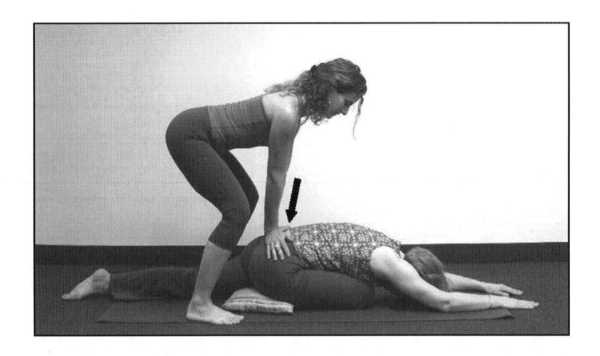

"Una clase no se supone que deba ser igual a una práctica personal. La clase es tiempo para que el estudiante aprenda nuevas posturas y pueda encontrar nuevas formas de ir más allá en las posturas que quizá ya ha estado practicando".
—John Feist, Instructor de Devalila Yoga

Pasos para Asistir la Postura Preparatoria de Paloma (Presión del Sacro)

En posición de "montar a caballo", párese sobre la pierna estirada del asistido manteniendo sus piernas separadas a una cadera de distancia.

Ponga sus manos firmemente en el área del sacro del asistido, con sus dedos apuntando hacia los lados. Sus muñecas deben estar hacia el centro del sacro.

Mantenga sus brazos estirados y suavemente presione el sacro hacia abajo utilizando su peso corporal. Esta postura es muy difícil, puede ser que no necesite aplicar mucha presión.

Mantenga igual presión en la inhalación y exhalación de la persona.

Mantenga la asistencia por el tiempo que considere apropiado.

Suelte sus manos y retírese a medida que él retorna a la posición sentada.

Realice la asistencia por el otro lado.

~~~~~~

Accesorios de Yoga Sugeridos

Haga que descansen la cabeza sobre un cojín o bloque de yoga.

Haga que coloquen un cojín o manta debajo de la cadera de la pierna doblada.

Lo Que Puede Decir (para facilitar el proceso)

"Respira profundo hacia tus caderas y espalda inferior", "Mantén tus caderas alineadas/centradas", "Suaviza los hombros".

"He perdido mi cabeza... gracias al Yoga".
—John Feddersen, Instructor de Devalila Yoga

Preparación de Paloma—Opción 2
Jalón de Pierna

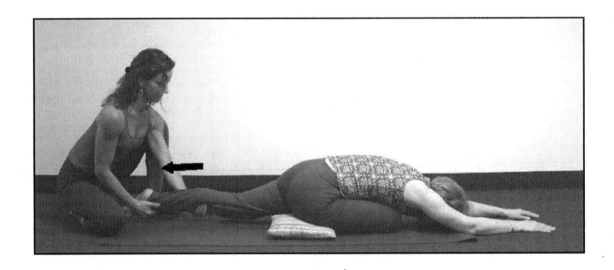

"La vida no tiene un punto fijo, es un flujo constante de la creación. Atrévete
a abrirte al poder que hay en ti y crea la vida que mereces tener".
-Elizabeth Gill, Instructora de Devalila Yoga

Pasos para Asistir la Postura Preparatoria de la Paloma (Jalón de Pierna)

Arrodíllese en posición de receptor cerca del pie posterior del asistido.

Coloque una mano debajo del tobillo y la otra debajo de la canilla alta.

Levante levemente la pierna y jálela hacia usted con fuerza moderada.

Mantenga la asistencia por el tiempo que crea apropiado.

Suelte sus manos, levántese y retírese a medida que el asistido vuelve a la postura inicial.

Realice la asistencia por el otro lado.

~~~~~~~~~~~~~~~~~~~~~~~~~~~~~~~~~~~~

Accesorios de Yoga Sugeridos

Haga que descansen la cabeza sobre un cojín o bloque de yoga.

Haga que coloquen un cojín o manta debajo de la cadera de la pierna doblada.

Lo Que Puede Decir (para facilitar el proceso)

"Deja que tus caderas se suelten hacia el piso", "Mantén tus caderas centradas", "Relaja tus hombros".

"El Yoga me permite silenciar el ruido de mi cabeza y escuchar realmente la verdad".
—Lyn Vencus, Estudiante de Yoga

Preparación de Paloma—Opción 3
Presión Diagonal

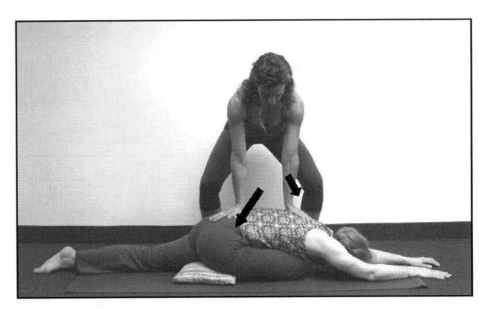

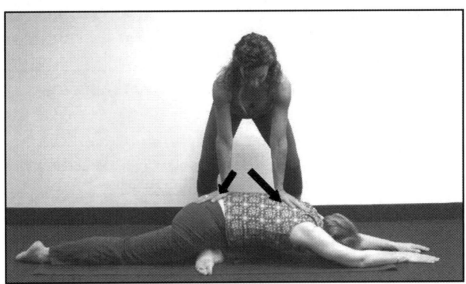

Pasos para Asistir la Postura Preparatoria de Paloma (Presión Diagonal)

Párese con las piernas dobladas al lado del torso del asistido, manteniendo sus pies separados a una cadera de distancia.

Ponga su mano en el área del sacro/glúteos superiores y la otra mano en el área "elevada" cerca de la parte inferior del omóplato de la persona. Sus dedos deben apuntar hacia los extremos de la espina dorsal.

Mientras usted mantiene sus brazos estirados, gradualmente aplique presión sobre el sacro y hombro del asistido usando su peso corporal.

A medida que presiona hacia abajo, aleje sus manos una de otra para darle un estirón diagonal en la espalda. Esta es una postura profunda así que es posible que no sea necesario aplicar mucha presión.

Cambie la posición de sus manos al otro hombro y cadera y aplique la misma presión descrita arriba.

Mantenga la asistencia por el tiempo que considere apropiado. Aligere la presión durante la inhalación, pero no deje de tener contacto con el cuerpo del asistido.

Suelte sus manos, luego retírese y permita que él vuelva a la posición sentada.

Haga que cambie de pierna y realice la asistencia por el otro lado.

～～～～～～～～～～～～～～～～～～～～～～～～～～～～～

Accesorios de Yoga Sugeridos

Haga que coloquen un cojín o manta debajo de la cadera de la pierna doblada.

Lo Que Puede Decir (para facilitar el proceso)

"Respira profundo hacia las caderas y espalda inferior",
"Mantén las caderas alineadas", "Relaja los hombros".

Rodilla a Pecho Reclinada

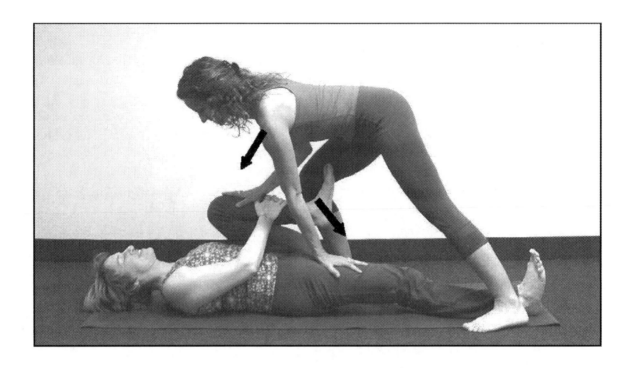

"No hay nada peor que una asistencia a medias y sin corazón. No te apresures. Respira una vez más y con una posición consciente crea un efecto sinérgico con el asistido".
–John Feddersen, Instructor de Devalila Yoga

Pasos para Asistir la Postura de Rodilla al Pecho Reclinada

En posición de montar a caballo, párese con las rodillas dobladas sobre la pierna estirada del asistido.

Dé un paso hacia adelante en posición de estocada con su pierna delantera cerca de la pierna doblada del asistido.

Coloque su mano en la canilla de la pierna doblada de la persona (sus dedos apuntando hacia la cara del asistido) y ponga la otra mano en la parte más amplia del muslo de la pierna que está sobre el piso (sus dedos apuntando hacia el pie).

Al momento de la exhalación, gradualmente aplique igual presión a ambas piernas del asistido, pero en dirección opuesta.

Mantenga la asistencia por el tiempo que crea apropiado. Suavice la presión en la inhalación.

Suelte sus manos, párese y retírese a medida que el asistido libera su pierna doblada.

Realice la asistencia por el otro lado.

~~~~~~

Accesorios de Yoga Sugeridos

Ninguno.

Lo Que Puede Decir (para facilitar el proceso)

"Lleva tu rodilla hacia el pecho ", "Mantén el cuello y los hombros relajados", "Ancla la pierna estirada hacia el suelo".

Rodillas al Pecho Reclinada

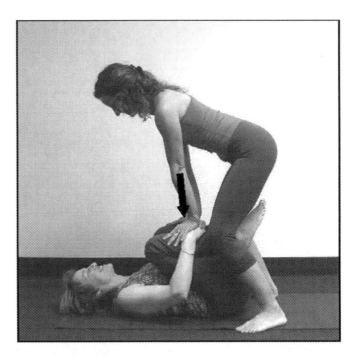

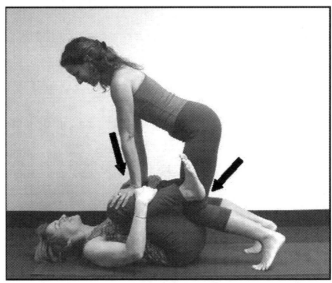

Pasos para Asistir la Postura Reclinada
Llevando Ambas Rodillas al Pecho

En posición de montar a caballo, párese por fuera de las caderas del asistido.

Coloque sus manos debajo de las rodillas o sobre las canillas de la persona manteniendo sus dedos hacia la cara del asistido.

Para un estiramiento más profundo, puede separar los pies del asistido y presionar con sus rodillas entre las corvas y los glúteos (como en la foto inferior). Párese sobre los dedos de los pies para tener balance en ésta variación.

Cuando el asistido exhale, gradualmente aplique presión en ambas rodillas usando su peso corporal.

Mantenga la asistencia por el tiempo que crea apropiado.

Suelte sus manos, párese y después retírese a medida que el asistido vuelve a posición sentada.

~~~~~~

Accesorios de Yoga Sugeridos

Ninguno

Lo Que Puede Decir (para facilitar el proceso)

"Presiona el cóccix hacia el suelo", "Mantén tu cuello y hombros relajados", "Lleva el ombligo hacia el suelo en la exhalación".

"La verdadera paz es saber que más allá de cuales sean las circunstancias de la vida, todo está eternamente bien".
–Elizabeth Gill, Instructora de Devalila Yoga

Estiramiento Derecho de Pierna en la Posición Reclinada

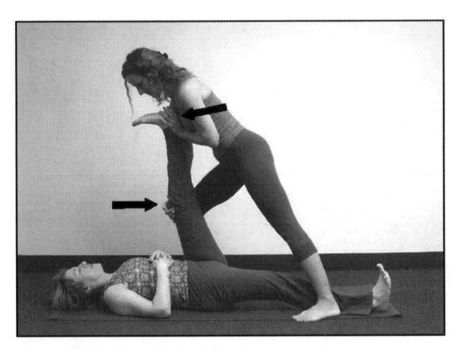

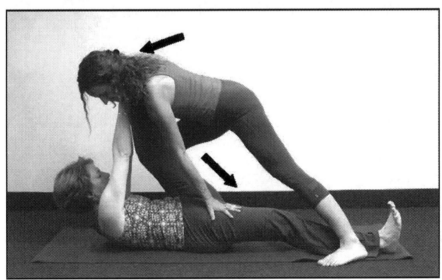

Pasos para Asistir la Postura Reclinada
de Estiramiento Derecho de Pierna

Párese con las piernas flexionadas sobre la pierna estirada del asistido que está en contacto con el suelo.

Dé un paso hacia adelante en posición de estocada con su pie frontal cerca de la pierna levantada del asistido.

Coloque su mano en la rodilla de la pierna levantada y la otra en el tobillo/talón.

Cuando el asistido exhale, presione lentamente el tobillo hacia adelante, en dirección a la cabeza del mismo; manteniendo la pierna derecha de este con la otra mano (como en la foto superior).

Para un estiramiento más profundo, puede hacerlo jalar la pierna elevada hacia sí mismos, mientras que usted simultáneamente presiona el muslo de la otra pierna hacia el suelo.

Mantenga la asistencia por el tiempo que considere apropiado.

Suelte sus manos, párese y retírese a medida que él lleva la pierna nuevamente al suelo.

Realice la asistencia por el otro lado.

~~~~~~

Accesorios de Yoga Sugeridos

Haga que envuelvan el pie de la pierna levantada en una cinta o cinturón de yoga para llevarla hacia el torso creando palanca.

Lo Que Puede Decir (para facilitar el proceso)

"Respira profundo hacia las caderas y espalda baja", "Mantén el cuello y hombros relajados", "Lleva la pierna extendida hacia el suelo".

Posturas de Fuerza Abdominal y de Brazos

Las posturas de fuerza abdominal y de brazos por lo general se sostienen por un periodo más corto. En algunos casos, la persona debe balancearse teniendo limitado contacto al suelo, por lo que la asistencia puede ayudar a disminuir los sentimientos de duda e inestabilidad. Como los brazos están obviamente ocupados en éstas posturas, ayuda mucho tener otro juego de manos para proveer mayor soporte. En este capítulo he seleccionado posturas que demandan aun más fuerza abdominal y de brazos que otras posturas de yoga. Aquí presentaré algunos puntos a recordar cuando se esté asistiendo en estas posturas:

- Revise la alineación entre muñecas, codos y hombros cuando los brazos estén rectos.
- No los levante demasiado, al punto que ellos no trabajen lo suficiente en la postura, o que puedan caerse.
- No los levante demasiado pues puede crearse tensión en la espalda inferior.
- Haga que usen bloques de yoga debajo de sus manos.
- Asegúrese de que toda la mano esté en contacto con el suelo (hay algunas excepciones cuando el bloque de yoga es usado).

NOTA: Todas las posturas en la siguiente sección deben realizarse por un mínimo de 20-30 segundos, pero pueden mantenerse por más tiempo dependiendo de las necesidades del estudiante.

Plancha Alta a Baja

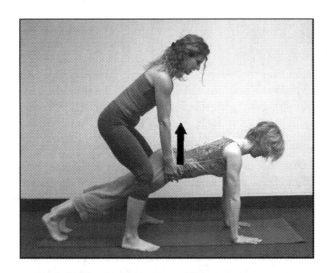

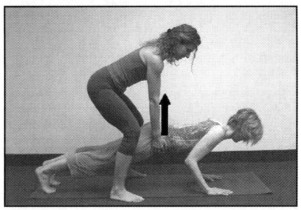

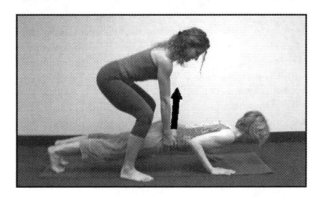

Pasos para Asistir la Postura
de Plancha Alta a Baja

Párese sobre el cuerpo de la persona a la altura de sus muslos y con las rodillas bien flexionadas.

Use sus manos para levantar o bajar las caderas en alineación con los hombros y el torso del asistido. La espalda inferior debe estar en posición neutral.

A medida que éste desciende a plancha baja (como en las fotos de abajo) doble sus rodillas y continúe el apoyo en las caderas con sus manos.

Visualmente, revise que los codos estén cerca de las costillas y que los bíceps estén paralelos al suelo (como en la foto inferior). Si ve alguna falta de alineación, verbalmente instrúyalo para ajustar el cuerpo mientras usted sostiene las caderas.

Cuando esté establecido en plancha baja, suelte sus manos y deje que el asistido encuentre el balance en la postura.

Póngase de pie y retírese mientras este baja al suelo.

~~~~~~

Accesorios de Yoga Sugeridos

Haga que coloquen sus manos sobre bloques de yoga para un levantamiento extra.

Lo Que Puede Decir (para facilitar el proceso)

"Activa los glúteos y abdominales a medida que bajas al suelo",
"Mantén tu cuello largo", "Lleva los brazos/codos hacia las
costillas", "Lleva el estiramiento hasta tus tobillos".

Plancha (Tabla) Lateral

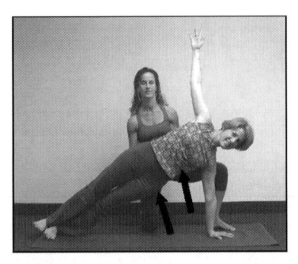

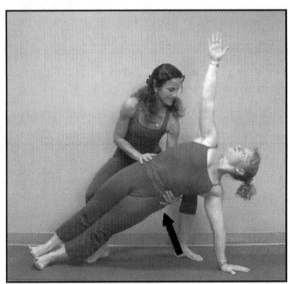

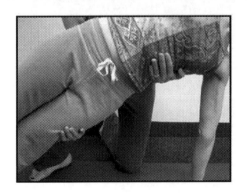

Pasos para Asistir la Postura de Plancha Lateral

Párese detrás del torso y caderas del asistido con rodillas bien dobladas (como en las fotos inferiores), o de rodillas en posición de receptor (como en la foto superior).

Coloque una mano debajo del área del muslo y la otra en el área de las costillas.

Use sus manos para levantar (o bajar) las caderas del asistido, alineándolas con los hombros y torso. La espalda inferior debe estar en posición neutral.

Fíjese que el hombro, el codo y la muñeca (de ambos brazos) estén en alineación. Si ve que no lo están, instrúyalos para que salgan de la postura y vuelvan a ajustar la posición del (los) brazo(s).

Mantenga la asistencia por el tiempo que considere apropiado.

Cuando él se encuentre estable en la plancha lateral, proceda a soltar sus manos y deje que halle balance por sí mismo.

Párese y retírese a medida que éste regresa al suelo.

~~~~~~

Accesorios de Yoga Sugeridos

Haga que apoyen la mano que está más cerca del suelo, sobre un bloque de yoga para un levantamiento leve.

Lo Que Puede Decir (para facilitar el proceso)

"Aprieta ambas piernas entre sí", "Mete tu cóccix", "Levanta la muñeca lejos del suelo, mientras presionas tu mano firmemente contra el piso", "Abre tu pecho".

Tabla hacia Arriba—Opción 1
Apoyo desde Abajo

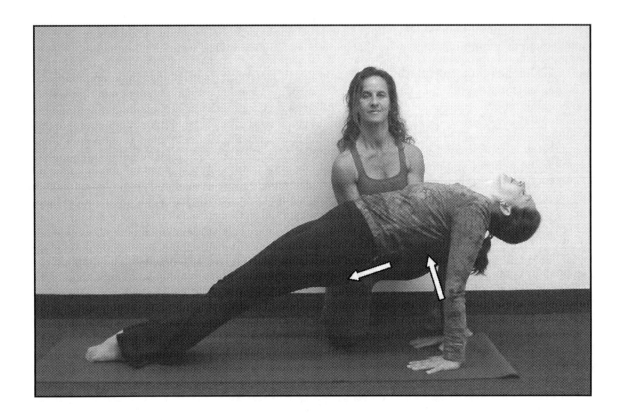

"Mi práctica de yoga ha beneficiado todos los aspectos de mi vida. Me ha permitido estar más abierta y enfocada en mi respiración, me he vuelto más centrada, no tengo tanto apego y me dejo llevar por la belleza del momento".
–Lyn Vencus, Estudiante de Yoga

Pasos para Asistir la Postura de Tabla hacia Arriba (Apoyo desde Abajo)

Arrodíllese al lado del torso y caderas del asistido en posición de receptor.

Coloque una de sus palmas debajo de la espalda de éste, entre los omóplatos y la otra debajo del área del sacro.

Use sus manos para levantar la espalda y caderas de él hacia la postura.

Lleve levemente la pelvis hacia abajo, hacia el cóccix, a medida que levanta hacia arriba.

Fíjese en la alineación de hombros, codos y muñecas de la persona. Si ve alguna desalineación, instrúyalo para que salga de la postura y ajuste la posición de los brazos.

Mantenga la asistencia por el tiempo que crea apropiado.

Cuando él se haya estabilizado en la postura, suelte sus manos y déjelo encontrar el balance por su cuenta.

Párese y retírese a medida que el asistido vuelve hacia el suelo.

~~~~~~

Accesorios de Yoga Sugeridos

Haga que pongan sus manos sobre bloques de yoga.

Lo Que Puede Decir (para facilitar el proceso)

"Aprieta el interior de tus piernas entre sí", "Mete tu cóccix y aprieta los glúteos", "Activa la punta de tus pies hacia el suelo", "Respira profundamente ".

Tabla hacia Arriba—Opción 2
Levantamiento desde Arriba

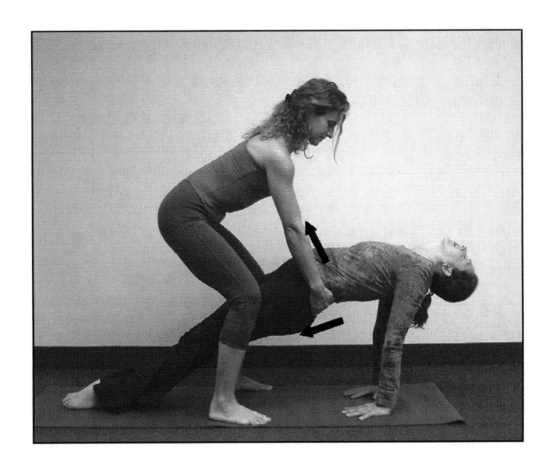

"Un buen instructor de yoga te guía a una experiencia muy profunda
que te llevas por mucho tiempo aun fuera del estudio"
–Lyn Vencus, Estudiante de Yoga

Pasos para Asistir la Postura de Tabla hacia Arriba (Levantamiento desde Arriba)

En posición de montar a caballo, párese encima de la persona a la altura de los muslos superiores y doble rodillas.

Use sus manos para levantar las caderas y que queden en alineación con los hombros y torso de este.

Lleve la pelvis hacia adentro mientras levanta las caderas del mismo.

Visualmente revise la alineación de hombros, codos y muñecas de quien asiste. Si ve que hay falla en la alineación, instrúyalo para que salga de la postura y ajuste la posición de brazos.

Mantenga la asistencia por el tiempo que considere apropiado.

Cuando se haya estabilizado en la postura, suelte sus manos y déjelo encontrar el balance por si mismo.

Párese y retírese a medida que regresa hacia el suelo.

~~~~~~

Accesorios de Yoga Sugeridos

Haga que pongan sus manos sobre bloques de yoga para un estirón extra.

Lo Que Puede Decir (para facilitar el proceso)

"Activa los glúteos para proteger la espalda inferior, al mismo tiempo que metes tu cóccix", "Abre tu pecho hacia el cielo", "Compromete la fuerza muscular de tus piernas". "Alcanza el suelo con los dedos de los pies."

Cuervo

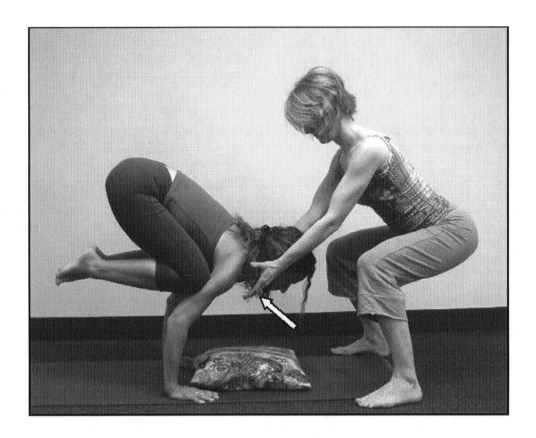

"Me encanta ser asistido y recibir la atención personal. Sin embargo, al anticipar la atención del instructor, a veces pierdo mi concentración y no puedo soltarme o cooperar con la asistencia".
–John Feddersen, Instructor de Yoga

Pasos para Asistir la Postura del Cuervo

Párese frente a los hombros del asistido con rodillas muy dobladas.

Ponga sus manos justo debajo de los hombros o en la clavícula del asistido sin tocarlo.

A medida que él se inclina hacia adelante entrando en la postura, prepárese para sostenerlo con sus manos en caso de una caída.

Asegúrese de que las manos estén colocadas debajo de los hombros y que él esté mirando hacia adelante.

Espere que él se halle estable en la postura del cuervo, entonces retire sus manos y déjelo que encuentre el balance por sí mismo.

Párese y retírese a medida que él regresa sus pies al suelo.

~~~~~~

Accesorios de Yoga Sugeridos

Ponga un cojín debajo de la cara para suavizar la caída en caso sucediera.

Haga que pongan sus manos sobre bloques de yoga para un levantamiento extra.

Lo Que Puede Decir (para facilitar el proceso)

"Trabaja a conciencia tus músculos abdominales", "Manten tu mirada hacia adelante", "Mantén la mirada hacia adelante", "Lleva tus pies hacia las glúteos", "Deja que el peso de tu cuerpo vaya hacia adelante a medida que subes los pies".

Cuervo Lateral

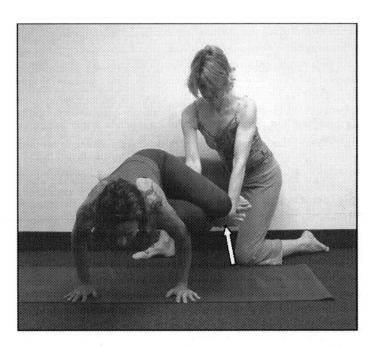

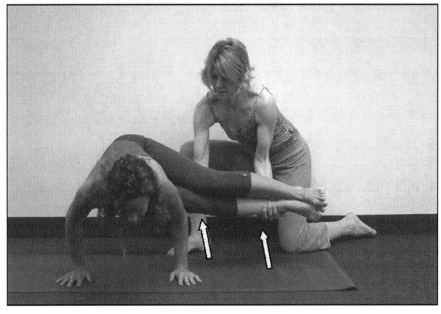

Pasos para Asistir la Postura de Cuervo Lateral

Arrodíllese detrás de las piernas del asistido en posición de receptor.

A medida que las piernas del asistido se elevan a la postura de cuervo lateral (como en la foto superior), ponga sus manos debajo o alrededor de los tobillos y déle un levantamiento ligero.

Si las piernas están extendidas hacia la postura completa de cuervo lateral (como en la foto inferior), ponga sus manos debajo del área de la rodilla y canilla y deles un levantamiento leve.

No levante demasiado las piernas del mismo, ya que puede caerse hacia adelante.

Cuando haya establecido la postura, suelte las manos y permita que encuentre el balance por sí solo.

Párese y retírese a medida que el asistido baja los pies al suelo.

~~~~~~

Accesorios de Yoga Sugeridos

Ponga un cojín debajo de la cara para suavizar la caída en caso de que sucediera.

Haga que pongan sus manos sobre bloques de yoga para un levantamiento extra.

Lo Que Puede Decir (para facilitar el proceso)

"Trabaja a consciencia tus músculos abdominales", "Mantén la mirada hacia adelante", "Aprieta las piernas entre sí", "Deja que tu pecho se incline hacia adelante a medida que levantas los pies".

"Las posturas más difíciles nos recuerdan que debemos divertirnos, permanecer enfocados y dejar aquello que nos ata, a cambio de los resultados de nuestros esfuerzos".
–Stephanie Pappas, Instructora y Entrenadora de Devalila Yoga

Bote/Nave

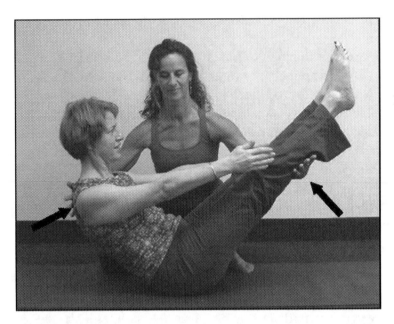

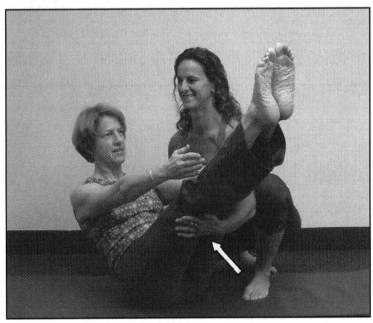

Pasos para Asistir la Postura del Bote/Nave

Arrodíllese al lado de la persona en la posición de receptor.

A medida que las piernas y el torso del asistido se elevan hacia la postura del bote, ponga una mano debajo de las pantorrillas y la otra debajo de la espalda superior.

Aplique gradual e igual levantamiento de ambas piernas y espalda como si estuviera cerrando un libro. Sin embargo; demasiado levantamiento pudiera hacerlo volcarse en una u otra dirección.

Mantenga la asistencia por el tiempo que considere apropiado.

Cuando esté estable en la postura, suelte sus manos y permítale encontrar el balance por sí mismo.

Párese y retírese a medida que vuelve los pies hacia el suelo.

~~~~~~

Accesorios de Yoga Sugeridos

Haga que se sienten en una manta plana para amortiguar sus caderas.

Lo Que Puede Decir (para facilitar el proceso)

"Lleva el ombligo hacia la espina dorsal", "Mira tus pies", "Aprieta los muslos entre sí", "Levanta tu pecho, buscando una sensación de apertura".

"No importa cómo me sienta antes de la clase, al final siempre me siento mejor".
—Donna E. Poler, Estudiante de Devalila Yoga

Cara de Vaca Estiramiento de Brazo

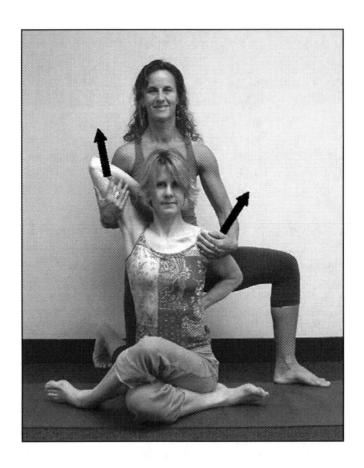

Pasos para Asistir la Postura de Cara de Vaca Estiramiento de Brazo

Arrodíllese cerca de la espalda del asistido en posición de propuesta de matrimonio con el frente de su muslo en alineación con la espina dorsal para darle apoyo a la espalda.

Use una de sus manos para sostener el brazo levantado del asistido por la parte inferior y gradualmente jálelo hacia usted.

Ponga la otra mano en el área de la deltoides del brazo que está hacia abajo y luego jálelo hacia usted.

Mantenga la asistencia por el tiempo que considere apropiado. Esté consciente del cuerpo del asistido, del suyo y escuche la respiración del mismo.

Suelte sus manos y permítale cambiar de lado.

Realice la asistencia por el otro lado.

~~~~~~

Accesorios de Yoga Sugeridos

Haga que se sienten al borde de una manta o cojín.

Lo Que Puede Decir (para facilitar el proceso)

"Alarga la espina dorsal, especialmente la espalda inferior",
"Expande tu pecho", "Aleja los hombros de las orejas".

Posturas de Giros (Torsiones)

Las posturas con giros son exigentes y vigorizantes. Demandan flexibilidad, balance y fuerza. Los giros son mis posturas favoritas para asistir y ser asistida. Aquí presento algunos puntos para que recordar cuando se esté asistiendo en las torsiones:

- Ancle la base de la postura (usualmente las piernas del asistido) antes de darle una torsión profunda al torso.
- Haga que utilicen bloques de yoga para ayudarlos con el balance en ciertas torsiones.
- Utilice toda la mano y no solo los dedos cuando esté girándolos.
- Aplique presión en la misma dirección hacia donde va la torsión.
- Recuerde aplicar mayor presión en la exhalación y aligerar la presión en la inhalación.

Nota: Todas las posturas en la siguiente sección deben realizarse por un mínimo de 30 segundos pero pueden ser mantenidas por mucho más, dependiendo de las necesidades del estudiante.

Torsión Sentada (Versión Principiantes)

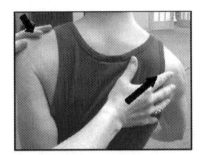

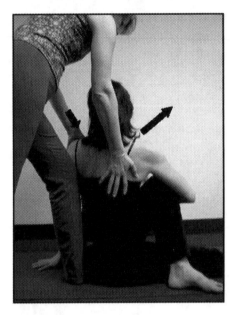

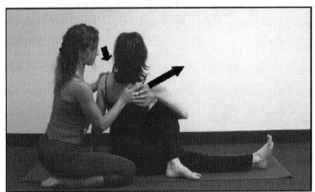

Pasos para Asistir la Postura de Torsión Sentada (Versión Principiantes)

Párese detrás de la espalda del asistido usando una leve estocada (como en la foto del medio) con el interior de su canilla junto a la espina dorsal del mismo.

También puede arrodillarse mirando hacia la espalda del asistido en posición de receptor (como en la foto inferior).

Coloque una mano en el montículo cerca del omóplato. Presione empujando el hombro/omóplato hacia adelante. (Como muestra la foto superior).

Simultáneamente, ponga la otra mano alrededor del hombro del brazo delantero (área deltoides). Jale ese hombro hacia usted.

Gire los hombros más intensamente durante la exhalación y suavice la presión durante la inhalación. Mantenga sus manos en contacto con el asistido.

Suelte sus manos y deje que el asistido gire por su cuenta antes de que vuelva a la posición neutral sentada.

Realice la asistencia por el otro lado.

~~~~~~

Accesorios de Yoga Sugeridos

Haga que se sienten en el borde de una manta o cojín.

Lo Que Puede Decir (para facilitar el proceso)

"Gira un poco más durante la exhalación", "Alarga la columna durante la inhalación", "Levanta tu espalda inferior", "Mantén tu cuello alineado con el resto de la espina dorsal".

Torsión Sentada (Versión Avanzada)

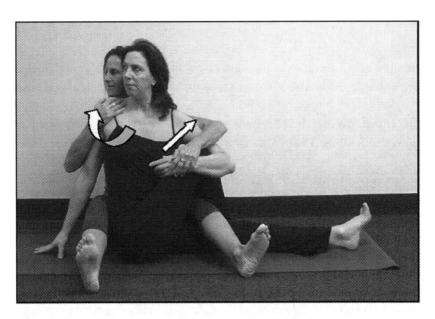

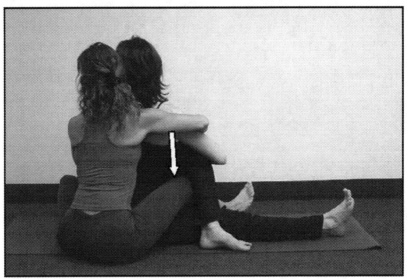

"Existe un yoga en la colchoneta y un yoga fuera de esta. El despertar verdadero ocurre cuando se vuelven una sola". –Heidi Prewett, Instructora de Devalila Yoga

Pasos para Asistir la Postura de Torsión Sentada
(Versión Avanzada)

Siéntese detrás de la espalda del asistido con piernas bien extendidas hacia los lados.

Coloque una pierna en medio del espacio creado por la pierna doblada del asistido y presione el muslo hacia abajo. Extienda su otra pierna hacia afuera cerca de la espalda inferior.

Una mano va alrededor del hombro que está guiando la torsión. Lleve este hombro hacia usted.

Simultáneamente abrace el otro brazo del asistido (el que está sosteniendo la rodilla). Traiga ese brazo y rodilla hacia usted.

Abrace todo el torso hacia usted y gírele los hombros más intensamente durante la exhalación.

Mantenga la asistencia por el tiempo que considere apropiado.

Suelte sus manos y deslice su pierna fuera del espacio creado, permitiendo que él gire por su cuenta antes de regresar a la posición sentada neutral.

Continúe la asistencia por el otro lado.

~~~~~~

Accesorios de Yoga Sugeridos

Haga que se sienten al borde de una manta o cojín.

Lo Que Puede Decir (para facilitar el proceso)

"Gira profundamente desde el ombligo hasta el cuello", "Mantén los huesos de las posaderas en el suelo", "Abre tu pecho cada vez más a medida que giras".

Torsión de la Silla

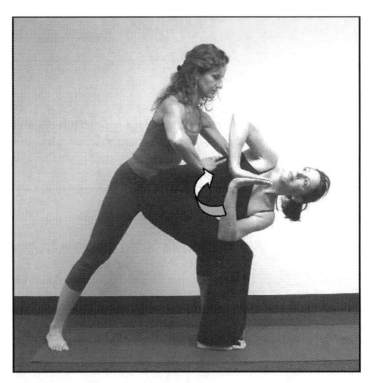

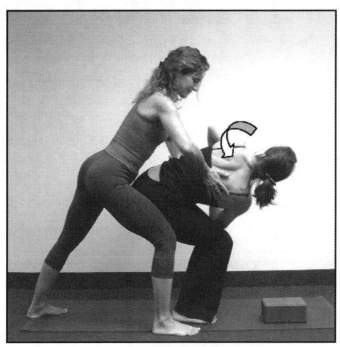

Pasos para Asistir la Postura de Torsión de la Silla

Párese en posición de estocada alta con su pierna delantera tocando el lado externo de la cadera (la del lado opuesto del giro).

Ponga una mano en el montículo debajo de la parte baja del omóplato del asistido. Presione este hombro hacia abajo.

Simultáneamente ponga su otra mano (dedos apuntando hacia afuera, contrario al ombligo) en la caja torácica. (costado que está hacia el cielo). Presione o empuje esta mano en la misma dirección que la otra (como abriendo un frasco).

Gírele el torso más, durante la exhalación a la vez que estabiliza aun más sus piernas.

Mantenga la asistencia por el tiempo que considere apropiado.

Suelte sus manos y luego lentamente retírese a medida que él vuelve a la posición de montaña.

Continúe la asistencia por el otro lado.

~~~~~~

Accesorios de Yoga Sugeridos

Ninguno

Lo Que Puede Decir (para facilitar el proceso)

"Mantén las rodillas juntas", "Profundiza la torsión en la exhalación", "Abre tu pecho hacia el cielo", "Presiona el codo inferior contra tu muslo externo".

"Si quieres aprender yoga, enséñala"
—Heidi Prewett, Instructora de Devalila Yoga

Extensión Lateral Invertida

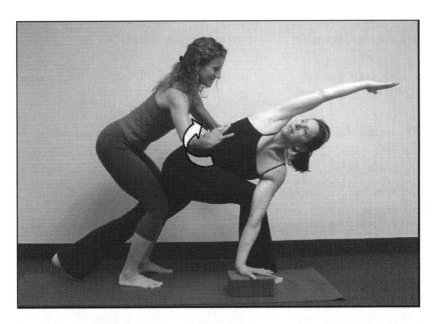

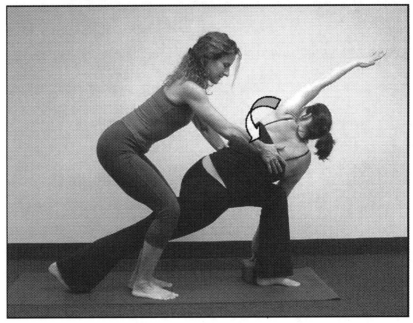

Pasos para Asistir la Postura de Extensión Lateral Invertida

Móntese sobre la pierna trasera del asistido y flexione sus rodillas a la posición del apretón de esquiador. Apriete firmemente la pierna de atrás con sus piernas.

Ponga una mano en el montículo debajo de la parte baja del omóplato y presione este hombro hacia abajo.

Simultáneamente ponga su otra mano (dedos apuntando hacia afuera, contrario al ombligo) en la caja torácica (el costado que está hacia arriba). Presione o empuje esta mano en la misma dirección que la otra.

Gírele más el torso durante la exhalación a la vez que estabiliza aun más la pierna de atrás.

Mantenga la asistencia por el tiempo que considere apropiado.

Suelte sus manos y lentamente retírese a medida que el asistido asuma su propio peso. Permítale volver a la flexión hacia adelante o a la postura de estocada antes de continuar con el otro lado.

Continúe la asistencia por el otro lado.

~~~~~~

Accesorios de Yoga Sugeridos

Haga que pongan la mano de abajo sobre un bloque de yoga como apoyo (puesto cerca del borde interno o externo del pie delantero).

Lo Que Puede Decir (para facilitar el proceso)

"Mantén la pierna de atrás fuertemente anclada y activa", "Levanta tu rodilla de atrás hacia el cielo", "Abre tu pecho y axila hacia el techo", "Presiona el brazo de abajo contra el borde externo de la rodilla para darle palanca a la torsión", "Mantén tus caderas paralelas al suelo".

Triángulo Invertido

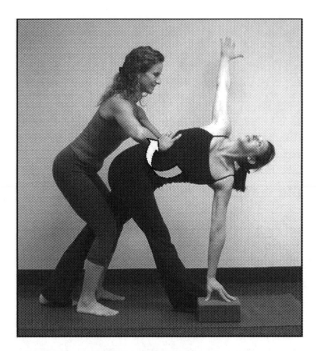

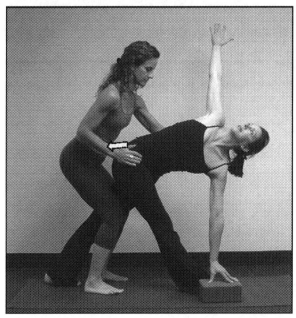

Pasos para Asistir la Postura
del Triángulo Invertido

Móntese sobre la pierna posterior del asistido y flexione sus rodillas a la posición del apretón de esquiador. Apriete firmemente la pierna de atrás con sus piernas.

Ponga una mano en el montículo debajo de la parte inferior del omóplato de la persona. Presione este hombro hacia abajo.

Simultáneamente ponga su otra mano (dedos apuntando hacia afuera, contrario al ombligo) en la caja torácica (el costado que está hacia arriba). Presione esta mano en la misma dirección que la otra.

Con su mano (que está sobre las costillas) puede jalar la cadera de la pierna frontal hacia usted. Esta acción ayuda a centrar las caderas (como en la foto inferior).

Gírele más el torso al momento de la exhalación, a la vez que estabiliza aun más la pierna de atrás.

Mantenga la asistencia por el tiempo que considere apropiado.

Suelte las manos y lentamente retírese a medida que él asume su propio peso. Permítale volver a la flexión hacia adelante o a la postura de estocada antes de continuar con el otro lado.

Continúe la asistencia por el otro lado.

~~~~~~

Accesorios de Yoga Sugeridos

Haga que pongan la mano de abajo sobre un bloque de yoga para que le sirva de apoyo (puesto cerca del borde interno o externo del pie delantero).

Lo Que Puede Decir (para facilitar el proceso)

"Presiona firmemente ambos pies mientras se expanden las plantas de los mismos", "Centra tus caderas", "Abre tu pecho y axila hacia el cielo", "Mantén tu cuello en alineación con el resto de tu columna".

Media Luna Invertida 2

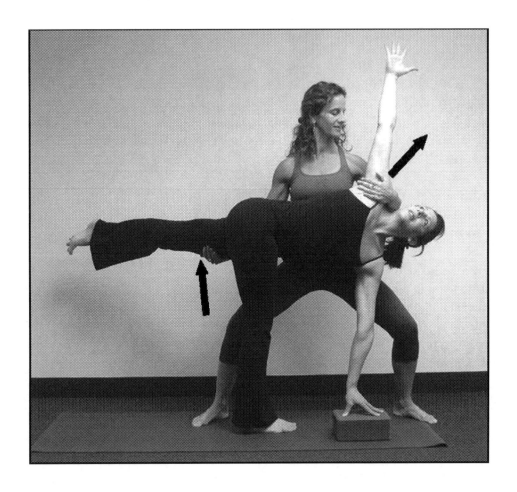

"El Yoga es una transformación total de mente y cuerpo; te conecta al centro de tu corazón y de tu ser". –Chanchal Arora, Instructora de Devalila Yoga

Pasos para Asistir la Postura
Media Luna Invertida 2

Párese detrás de la persona, su estómago tocará ligeramente la espalda superior. Asegúrese de tener una parada bien amplia y estable.

Use una de sus manos (la más cercana a la pierna) para levantar el muslo de la pierna que se sostiene en el aire.

Use la otra mano (la más cercana al torso) para abrazar y levantar el hombro del brazo que está en el aire.

Simultáneamente lleve el hombro del asistido hacia su cuerpo y levántele la pierna hacia una posición horizontal en el aire.

Permita que incline su peso contra su cuerpo como si usted fuera una pared.

Mantenga la asistencia por el tiempo que considere apropiado.

Lentamente suelte las manos, pero permanezca parado en su sitio hasta que él mismo haya encontrado su balance. Retírese a medida que él regresa a la postura de montaña.

Continúe la asistencia por el otro lado.

Accesorios de Yoga Sugeridos

Haga que apoyen la mano más cercana al suelo, en uno o dos bloques de yoga.

Haga que practiquen esta postura contra una pared.

Lo Que Puede Decir (para facilitar el proceso)

"Mantén las caderas centradas", "Activa la pierna que está en el aire", "Abre tu pecho y axila hacia arriba", "Si te falta balance mira hacia el suelo".

Flexión de Cabeza a Rodilla Invertida

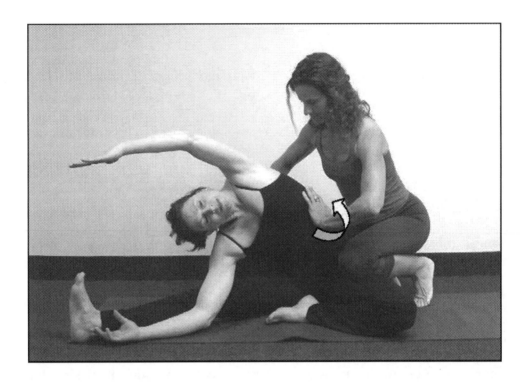

"Tus estudiantes aprenden y aprecian más de lo que te imaginas".
—Carrie Colditz, Instructora de Devalila Yoga

Pasos para Asistir la Postura de
Flexión de Cabeza a Rodilla Invertida

Arrodíllese cerca de la espalda del asistido en posición de receptor con su canilla de la pierna de arriba sobre la pierna doblada de él (para anclarla hacia abajo).

Ponga una mano en el montículo debajo de la parte baja del omóplato y presione este hombro hacia abajo.

Simultáneamente ponga su otra mano (dedos apuntando hacia afuera, contrario al ombligo) en la caja torácica del asistido (el costado que está hacia arriba). Presione o empuje esta mano en la misma dirección que la otra.

Aplique mayor presión durante la exhalación y suavícela durante la inhalación (sin perder el contacto).

Mantenga la asistencia por el tiempo que considere apropiado.

Suelte sus manos, párese y luego retírese a medida que él vuelve a la posición inicial de estar sentado.

Continúe la asistencia por el otro lado.

~~~~~~

Accesorios de Yoga Sugeridos

Ponga cojines debajo de las rodillas como apoyo.

Que presionen la pierna estirada contra una pared para un estiramiento más profundo.

Lo Que Puede Decir (para facilitar el proceso)

"Lleva la axila del brazo de arriba hacia el cielo", "Lleva tu brazo hacia la pierna extendida", "Relaja tu cabeza hacia atrás y mira hacia arriba".

Torsión Reclinada—Opción 1
Presión Diagonal

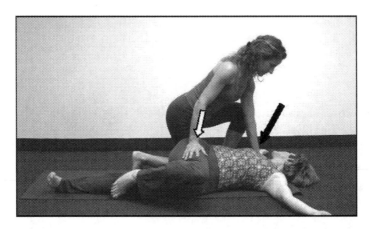

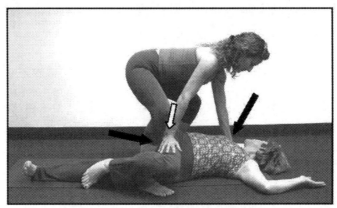

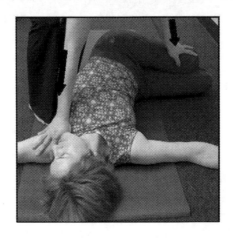

Pasos para Asistir la Postura de Torsión Reclinada
(Presión Diagonal)

Arrodíllese cerca de la parte alta de las caderas del asistido en posición de receptor (como en la foto superior) o párese con las rodillas bien flexionadas (como en las fotos inferiores).

Coloque una mano en el área del hombro de este (deltoides) y presiónelo hacia el suelo.

Simultáneamente coloque la otra mano (dedos apuntando en dirección opuesta al ombligo) a un lado del muslo, al medio del mismo. Presiónele las piernas hacia el suelo en dirección opuesta al hombro.

Aplique mayor presión al momento de la exhalación y suavícela durante la inhalación (sin perder el contacto).

Mantenga la asistencia por el tiempo que considere apropiado.

Suelte sus manos, párese y luego retírese para que pueda hacer cambio de lado.

Continúe la asistencia por el otro lado.

~~~~~~

Accesorios de Yoga Sugeridos

Ponga cojines debajo de las rodillas como apoyo.

Lo Que Puede Decir (para facilitar el proceso)

"Relaja tus hombros y espalda hacia el suelo", "Gira tu cabeza
en dirección opuesta a las rodillas", "Trae tus rodillas más cerca
a las costillas para un estiramiento más profundo".

Torsión Reclinada—Opción 2
Presión de Caderas

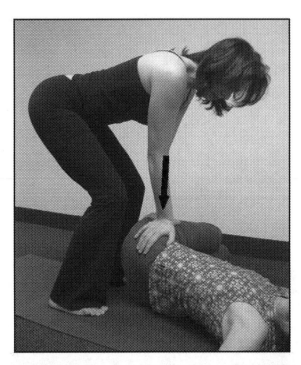

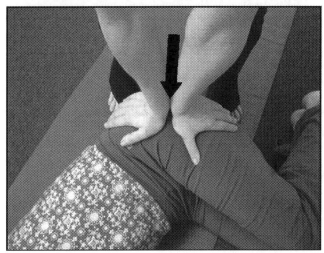

Pasos para Asistir la Postura de Torsión Reclinada (Presión de Caderas)

Párese con rodillas bien flexionadas junto a las caderas del asistido.

Ponga ambas manos en el área del hueso de la cadera con sus dedos apuntando en direcciones opuestas.

Aplique presión directamente hacia abajo sobre la cadera del mismo.

Doble sus rodillas y deje caer su peso corporal hacia abajo, manteniendo los brazos estirados.

Mantenga la asistencia por el tiempo que considere apropiado.

Suelte sus manos, párese y luego retírese para que el asistido cambie de lado.

Continúe la asistencia por el otro lado.

~~~~~~

Accesorios de Yoga Sugeridos

Pueden usar un cojín debajo de su(s) rodilla(s) como apoyo.

Lo Que Puede Decir (para facilitar el proceso)

"Relaja tus hombros y espalda hacia el piso", "Acerca tus rodillas a las costillas para un estiramiento más profundo"

"El cómo sales de la postura es tan importante como la manera en que entras a ella".
–Chanchal Arora, Instructora de Devalila Yoga

Torsión Reclinada—Opción 3
Jalón de Brazo

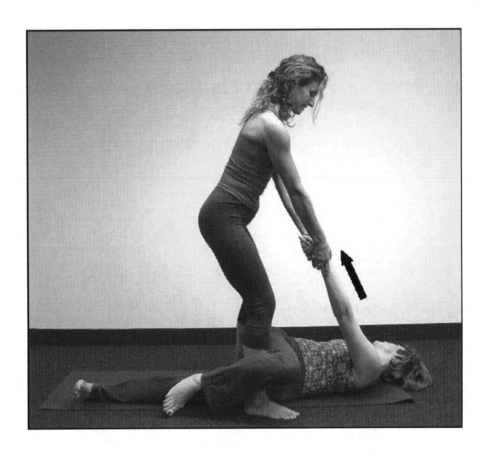

"Cuando recién aprendes yoga crees saber algo–pero luego, con la
práctica te das cuenta que es mucho más complejo y misterioso
de lo que pensabas. ¡Simplemente continúa cambiando!"
–Stephanie Pappas, Instructora y Entrenadora de Devalila Yoga

Pasos para Asistir la Postura de Torsión Reclinada (Jalón de Brazo)

Párese con las rodillas flexionadas junto a las caderas del asistido. Ponga su pierna (la más cercana a la rodilla de este) en el espacio que se ha formado por tener la rodilla doblada y mueva esta pierna hacia el torso.

Inclínese y tome la muñeca del brazo más cercano a la pierna doblada.

Eleve el brazo y hombro hacia arriba hasta que el hombro se levante del suelo (esta acción alinea las caderas con los hombros).

Ponga el brazo del asisitdo nuevamente al suelo.

Ahora, realice la presión diagonal en la torsión.

Mantenga la asistencia por el tiempo que considere apropiado.

Suelte sus manos, párese y luego retírese para que él cambie de lado.

Continúe la asistencia por el otro lado.

~~~~~~

Accesorios de Yoga Sugeridos

Haga que pongan un cojín debajo de la rodilla doblada como apoyo.

Lo Que Puede Decir (para facilitar el proceso)

"Relaja tus hombros y espalda hacia el suelo", "Respira profundo hacia tu espalda inferior", "Suaviza tu caja torácica".

Posturas de Arcos de Espalda (Supinas/Boca Arriba)

Cuando ayuda a alguien a elevarse en las posturas de arco de espalda, le reduce la carga de la gravedad en el cuerpo y así el asistido se siente más ligero, abierto y flexible en el área de la espina dorsal. Aquí presento algunos puntos a tener en cuenta cuando asista a alguien en estas posturas:

- Facilite que meta la pelvis cuando lo asista, para que así no arquee demasiado el área inferior de la espalda.
- Recuérdele al estudiante mantener las piernas y los glúteos firmes y activos para soporte y protección de la parte inferior de la espalda.
- Recuérdele al estudiante que debe llevar el ombligo hacia adentro para apoyar la parte inferior de la espalda.
- Recuérdele que no debe levantar mucho la caja torácica, porque puede quedar fuera de alineación con las caderas.

  Nota: Todas las posturas en la siguiente sección deben realizarse por un mínimo de 30 segundos pero pueden ser mantenidas por mucho más, dependiendo de las necesidades del estudiante.

Mesa—Opción 1
Apoyo desde Abajo

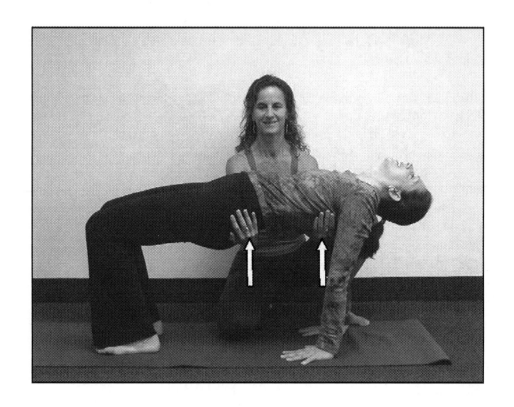

Pasos para Asistir la Postura de Mesa (Apoyo desde Abajo)

Arrodíllese al lado del cuerpo del asistido en posición de receptor.

A medida que el asistido se eleva en la postura de la tabla, ponga usted un brazo (o mano) debajo del área del sacro y la otra debajo de la parte superior de la espalda, sus dedos deben apuntar en sentido contrario a su cuerpo.

Lentamente levántele la espalda con ambos brazos.

Mantenga la asistencia por el tiempo que considere apropiado.

Cuando él se halle estable en la postura, suelte usted sus manos y deje que él sostenga la postura por sí mismo.

Párese y retírese a medida que el asistido baja la cadera al suelo.

～～～～～～～～～～～～～～～～～～～

Accesorios de Yoga Sugeridos

El estudiante puede apretar un bloque de yoga entre las rodillas para ayudar a comprometer más las piernas.

Lo Que Puede Decir (para facilitar el proceso)

"Involucra los músculos de los glúteos", "Encuentra una posición cómoda para tu cuello", "Presiona hacia los nudillos de tus dedos del pie", "Lleva tu ombligo hacia tu espina dorsal", "Levanta y abre tu pecho".

"Cuando mi instructor me asiste… simplemente me dejo llevar".
—Anónimo, Instructor de Devalila Yoga, PA

Mesa—Opción 2 Levantamiento Pélvico desde Arriba

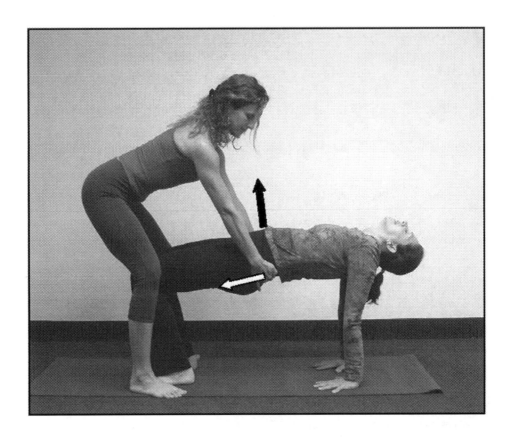

"Cuando mi instructor se acerca a guiarme gentilmente a la posición correcta, me doy cuenta de cómo debe sentirse la postura y finalmente entiendo la relación entre la respiración y la postura".
–Laurel Collins, Estudiante de Devalila Yoga

Pasos para Asistir la Postura de Mesa
(Levantamiento Pélvico desde Arriba)

Párese con las rodillas del asistido entre sus piernas, téngalas bien dobladas y aplique una presión gentil hacia adentro en el área de las rodillas utilizando sus piernas.

A medida que el asistido se levanta a la postura de la mesa, coloque sus manos debajo del área del sacro con las puntas de los dedos mirándose entre sí.

Incline su peso hacia atrás como si se sentara en una silla y levante la espalda del asistido mientras que simultáneamente le ayuda a contraer la pelvis hacia adentro.

Mantenga la asistencia por el tiempo que considere apropiado.

Cuando el asistido esté estable en la postura, suelte sus manos y deje que él se sostenga en la postura por sí mismo.

Párese y retírese a medida que este baja la cadera al suelo.

~~~~~~

Accesorios de Yoga Sugeridos

El estudiante puede apretar un bloque de yoga entre las rodillas para ayudar a comprometer más las piernas.

Lo Que Puede Decir (para facilitar el proceso)

"Apunta tus pies directamente hacia el frente, o un poco hacia adentro", "Pon firmes los músculos de tus piernas", "Lleva tu ombligo hacia la espalda", "Levanta y abre tu pecho".

Puente

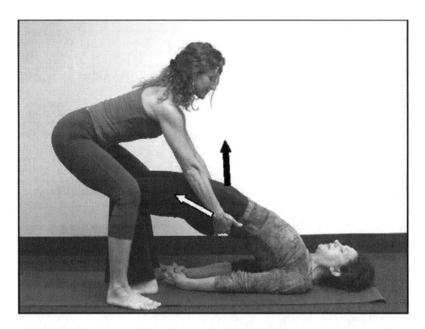

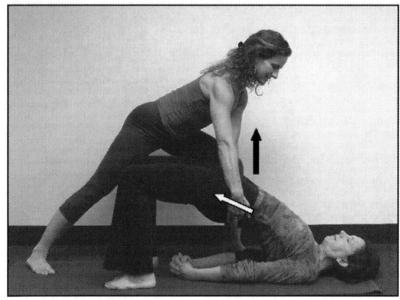

178

Pasos para Asistir la Postura del Puente

Párese con las rodillas del asistido entre sus piernas, téngalas bien dobladas y aplique una presión gentil hacia adentro en el área de las rodillas con sus piernas (como en la foto superior).

Si el asistido es más alto que usted, párese en posición de estocada con su pie delantero junto al área de la cadera de él (como en la foto inferior).

A medida que se levanta a la postura del puente, coloque sus manos debajo del área del sacro con los dedos de las manos mirándose entre sí.

Incline su peso hacia atrás y levántele la espalda con ambas manos. Simultáneamente jale las caderas hacia usted para ayudarlo a alargar la parte inferior de la espalda.

Mantenga la asistencia por el tiempo que considere apropiado.

Cuando esté estable en la postura, suelte sus manos y deje que él se sostenga en la postura por sí mismo.

Párese y luego retírese a medida que el asistido baja la cadera al suelo.

~~~~~~

Accesorios de Yoga Sugeridos

El estudiante puede apretar un bloque de yoga entre las rodillas para ayudar a comprometer más las piernas y también usar bloques para apoyar sus manos.

Ponga una manta plana debajo de los hombros para crear espacio debajo de las vertebras cervicales.

Lo Que Puede Decir (para facilitar el proceso)

"Empuja con los pies", "Aprieta tus glúteos", Mueve tus hombros (acercándolos ente si) hacia tu cuerpo", "Lleva tu ombligo hacia la espina dorsal", "Respira profundo y expande tu pecho".

Camello—Opción 1 Levantamiento de Pecho

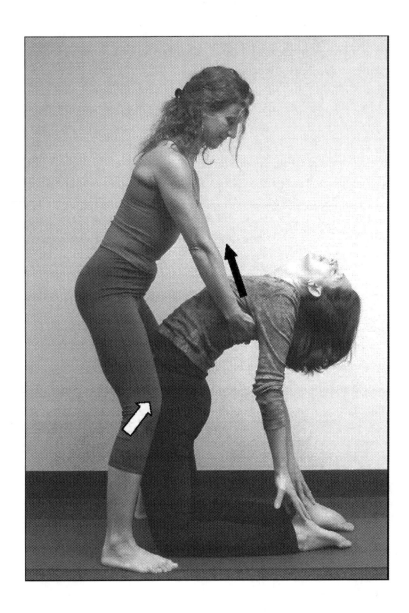

"El Yoga me inspira a ser yo misma".
--Tea Rodkey, Estudiante de Yoga

Pasos para Asistir la Postura del Camello
(Levantamiento de Pecho)

Párese con las caderas del asistido entre sus piernas, flexione sus rodillas y utilizando sus muslos internos aplique presión en las caderas.

Después de que el estudiante haya arqueado la espalda hacia la postura de camello, abrace los huesos de la escápula con sus dos manos (las puntas de los dedos deben estar cerca de la espina dorsal del asistido).

Levánte el área superior de la espalda con sus dos manos y al mismo tiempo extiéndale los huesos de la escápula lejos de la columna.

Anímelo a respirar profundamente hacia el pecho y a relajar los hombros.

Mantenga la asistencia por el tiempo que considere apropiado.

Cuando esté estable en la postura, suelte sus manos y deje que él se sostenga en la postura por sí mismo.

Puede levantarlo del todo hacia una posición de rodillas cuando él haya terminado, o simplemente retírese y permítale volver a la posición de rodillas por sí mismo.

~~~~~~

Accesorios de Yoga Sugeridos

Haga que se arrodillen en una manta plana como amortiguador.

Lo Que Puede Decir (para facilitar el proceso)

"Mantén tus muslos fuertes y hacia adelante", "Aprieta los glúteos para proteger la espalda inferior", "Expande tu pecho", "Respira por la boca si lo necesitas".

Camello—Opción 2 Empuje con el Pie

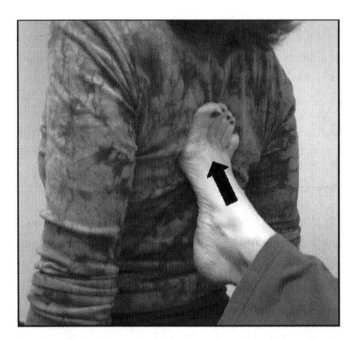

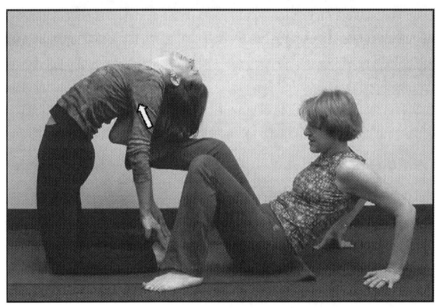

Pasos para Asistir la Postura del Camello
(Empuje con el Pie)

Siéntese detrás de los pies del asistido y ponga sus manos detrás suyo como apoyo mientras se inclina hacia atrás.

Levante uno de sus pies y ponga el tercio anterior del pie entre los omóplatos (como en la foto superior).

Después de que él se haya arqueado hacia atrás en la postura del camello; cuidadosamente empuje la espalda del asistido con el tercio anterior de su pie. Pregúntele si está cómodo con la posición del pie y haga ajustes en su posición si se requiere.

A medida que el asistido respira en la postura aplique mayor presión pero asegúrese que las manos del mismo toquen los pies.

Mantenga la asistencia por el tiempo que considere apropiado.

Suelte su pie y permítale sostener la postura por sí mismo.

Siéntese y retírese a medida que el asistido vuelve hacia adelante a posición de rodillas.

~~~~~~

Accesorios de Yoga Sugeridos

Haga que se arrodillen en una manta plana como amortiguador o soporte.

Lo Que Puede Decir (para facilitar el proceso)

"Activa tus muslos", "Aprieta los glúteos", "Deja que se relajen tus hombros hacia el suelo", "Relaja tu cuello lo más que puedas"

"El silencio interno que puedes experimentar con el yoga clarifica tu percepción. Emerges con una mayor habilidad de escuchar y comunicarte desde un espacio de amor".
—Stephanie Pappas, Instructora y Entrenadora de Devalila Yoga

Pez

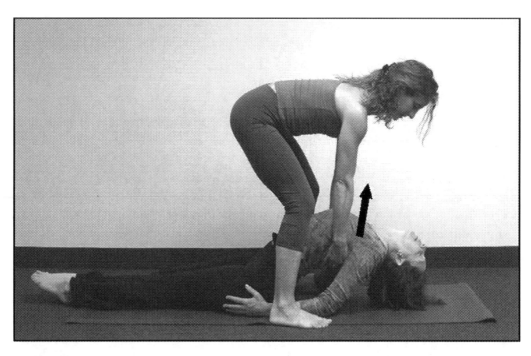

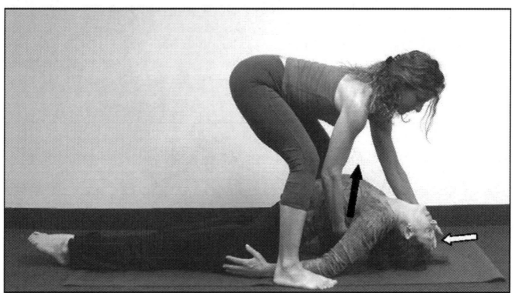

Pasos para Asistir la Postura de Pez

Párese entre el área de la cintura o cadera del asistido con las piernas bien firmes.

Doble sus rodillas y deslice sus manos debajo del área superior de la espalda, manteniendo sus dedos cerca de la espina dorsal del asistido.

Afírmese con sus piernas y lentamente levánte la espalda de la persona con ambas manos. A medida que la levanta, deje que los omóplatos se expandan hacia afuera del área de la espina dorsal.

Anímelo a respirar profundamente hacia el pecho y a relajar el cuello. Levante más al momento de la inhalación.

Cuando el mismo esté establecido en la postura de pez, remueva una mano y gentilmente lleve la frente del asistido hacia el suelo y continúe el levantamiento con la otra mano (como en la foto inferior).

Mantenga la asistencia por el tiempo que considere apropiado. Esté consciente del cuerpo del asistido, del suyo y escuche la respiración de la persona.

Lentamente suelte las manos de la espalda y retírese para que él se recueste en el suelo.

~~~~~~

Accesorios de Yoga Sugeridos

Coloque una manta plana o cojín, debajo de la coronilla de la cabeza.

Ponga un cojín debajo del área superior de la espalda.

Enrolle una manta y póngala alineada con la columna vertebral y debajo de la misma.

Lo Que Puede Decir (para facilitar el proceso)

"Ejerce presión hacia abajo con tus codos", "Relaja tus hombros hacia el suelo", "Alza tu pecho".

Rueda—Opción 1 Agarre de Tobillos

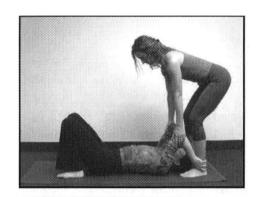

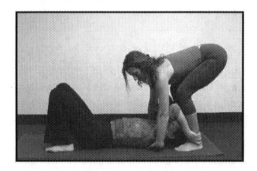

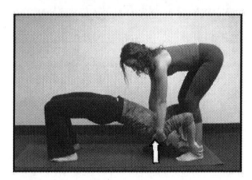

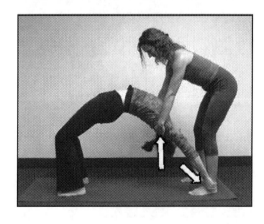

Pasos para Asistir la Postura de la Rueda
(Agarrando los Tobillos del Instructor)

Dé la instrucción para que el estudiante se prepare para la postura de la rueda (como en la foto superior).

Párese aproximadamente 30cms detrás de los hombros del asistido con las piernas bien dobladas (la distancia puede variar dependiendo en la longitud de los brazos).

Instruya al estudiante que se agarre firmemente de los tobillos del instructor, quedando los dedos gordos sobre la parte interna de los mismos. Los codos deben estar apuntando hacia arriba y doblados a 45 grados.

Flexiónese hacia abajo y alcance los huesos de la escápula con sus dedos apuntando hacia la espina dorsal.

Instruya al estudiante a levantar sus caderas del suelo.

Use la fuerza de sus piernas para levantar al asistido del suelo.

Instrúyalo para que empuje ambas manos hacia sus tobillos.

A medida que él se levanta del suelo, sostenga los hombros con sus manos.

Mantenga la asistencia por el tiempo que crea apropiado.

Para salir de la postura, dígale que lleve la quijada hacia el pecho a medida que usted se flexiona y los ayuda a bajar hacia el suelo.

~~~~~~

Accesorios de Yoga Sugeridos

Haga que contraigan un bloque de yoga entre las rodillas para comprometer aun más las piernas.

Lo Que Puede Decir (para facilitar el proceso)

"Aprieta los glúteos", "Empuja con fuerza hacia los tobillos del instructor", "Lleva tu peso hacia los pies y piernas", "Respira profundo y expande tu pecho".

Rueda—Opción 2
Asistencia con Dos Personas

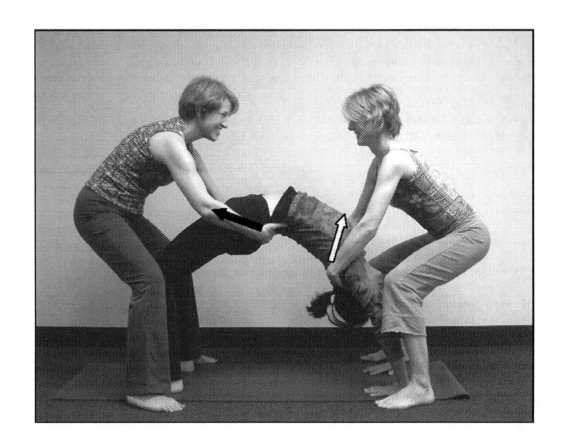

"Algunas veces, no importa cuan cuidadosamente haya descrito lo que deberían hacer o sentir, una asistencia vale más de mil palabras".
—John Feist, Instructor de Devalila Yoga

Pasos para Asistir la Postura de la Rueda
(Asistencia con Dos Personas)

Permita que el estudiante se levante por si mismo a la postura de la rueda. Ambos asistentes deben de dar su ayuda simultáneamente.

Asistente 1 (izquierda): Párese teniendo los pies del asistido entre los suyos y doble bien las rodillas. Si es necesario, aplique presión hacia adentro en el área de las rodillas con sus piernas.

Coloque sus manos debajo de la zona del sacro con sus dedos hacia el centro.

Incline su peso hacia atrás y jale la zona del sacro hacia usted para ayudarlo a estirar la parte inferior de la espalda.

Asistente 2 (derecha): Párese con las manos del asistido entre sus piernas que están bien dobladas.

Lleve sus manos hacia las axilas y agarre los omóplatos con sus dedos apuntando hacia la columna vertebral del asistido.

Use la fuerza de sus piernas para levantar el cuerpo del asistido del suelo.

Mantenga la asistencia por el tiempo que crea apropiado. Esté consciente del cuerpo del asistido, del suyo y escuche la respiración de este.

Ambos asistentes guían a la persona para regresar hacia el suelo, sueltan sus manos y se retiran.

~~~~~~

Accesorios de Yoga Sugeridos

Haga que contraigan un bloque de yoga entre las rodillas para comprometer aun más las piernas.

Lo Que Puede Decir (para facilitar en el proceso)

"Pon tus pies hacia adelante o un poco hacia adentro", "Presiona tu peso hacia las piernas y pies", "Suelta los hombros", "Lleva tu ombligo hacia la espina dorsal", "Respira profundamente y expande tu pecho".

Posturas de Arcos de Espalda (Boca Abajo)

Las posturas boca abajo requieren flexibilidad de los hombros y fuerza en la espalda. Como en las posturas supinas, la persona aquí trabaja en contra de la gravedad, pero dado que está boca abajo ahora se demanda más en la espalda que en las piernas. Al asistir a alguien en posturas boca abajo, usted realmente puede ayudarlo a levantar y abrir el torso. Aquí presento algunos puntos a tener en cuenta cuando se asiste a alguien en posturas boca abajo:

- Levántelo gradualmente cuando avance más en la postura.
- Recuérdele al asistido mantener las piernas y los glúteos firmes y que lleven el ombligo hacia adentro para otorgarle mayor seguridad a la espalda inferior.
- Recuérdele soltar los hombros lejos de las orejas y abrir el torso.
- Anímelo a que respire profundamente hacia el pecho y diafragma.

Nota: Todas las posturas en la siguiente sección deben realizarse por un mínimo de 30 segundos pero pueden ser mantenidas por mucho más dependiendo de las necesidades del estudiante.

Estiramiento del Gato

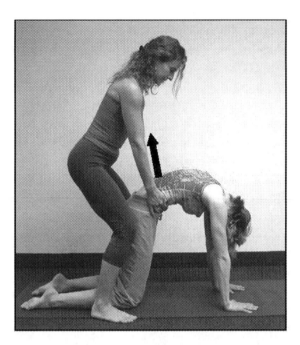

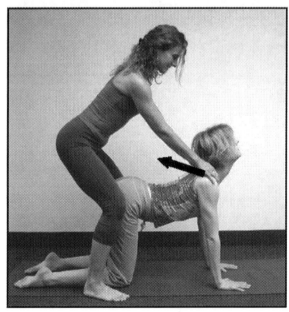

Pasos para Asistir la Postura del Estiramiento del Gato

Párese con las rodillas dobladas y con las caderas del asistido entre sus piernas.

A medida que el asistido flexiona la espina dorsal, use sus manos para levantarlo desde la cintura y llevar la pelvis hacia adentro (como en la foto superior).

Mientras él extiende la espina dorsal, use sus manos para traer hacia atrás los hombros y así promover la expansión del pecho (como en la foto inferior).

Repita estos dos movimientos a medida que él continúa contrayendo y arqueando la espalda.

Continúe la asistencia por el tiempo que crea apropiado.

Párese y retírese en tanto el asistido vuelve a la posición sentada.

~~~~~~

Accesorios de Yoga Sugeridos

Haga que se arrodillen en una manta doblada para proteger las rodillas.

Lo Que Puede Decir (para facilitar el proceso)

"Exhala y mete tu pelvis", "Inhala y abre tu pecho", "Presiona tus manos hacia el suelo", "Deja que tu espina dorsal se mueva suave y fluidamente".

"Mi instructor de yoga me anima a hacer lo mejor que pueda y al mismo tiempo me recuerda ser gentil conmigo misma". –Donna E. Poler, Estudiante de Devalila Yoga

Media Langosta

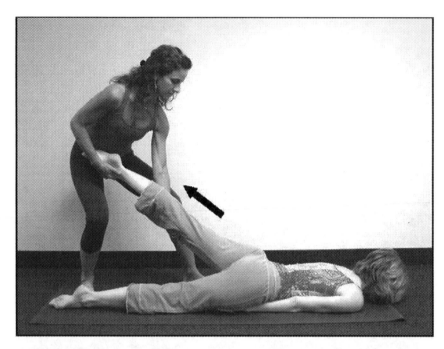

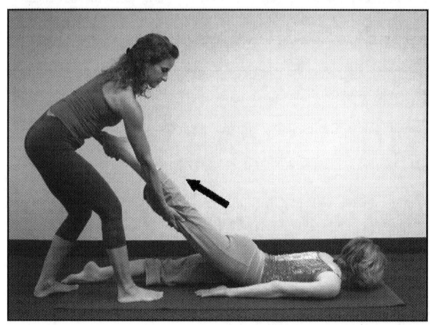

Pasos para Asistir la Postura de Media Langosta

Párese con las piernas flexionadas a un lado de los pies del asistido.

A medida que la persona levanta una de las piernas hacia la postura de la langosta, coloque su mano debajo del área de la rodilla y la otra debajo del tobillo.

Use sus manos para levantar la pierna y tírela hacia usted.

Mantenga la asistencia por el tiempo que crea apropiado.

Lentamente lleve la pierna al suelo y cambie de lado.

Realice la asistencia por el otro lado.

~~~~~~

Accesorios de Yoga Sugeridos

Haga que se recuesten sobre una manta plana para amortiguar sus caderas.

Lo Que Puede Decir (para facilitar el proceso)

"Ten los dedos del pie en punta y estira las piernas activando la fuerza muscular", "Mantén tu cuerpo superior relajado", "Compromete los músculos de tus glúteos".

"Mi Instructora de yoga mezcla muy bien la espiritualidad con el juego y un gran ejercicio físico para el cuerpo y la mente"–Donna E. Poler, Estudiante de Devalila Yoga

Cobra

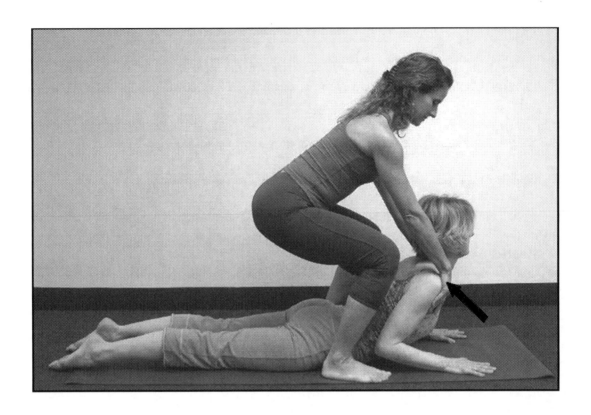

Pasos para Asistir la Postura de Cobra

Ubíquese con ambas piernas dobladas, sobre las caderas del asistido.

A medida que él levanta la espina dorsal hacia la postura de cobra, coloque sus manos en el área frontal de los hombros y torso superior.

Use sus manos para levantarle el cuerpo y llevar hacia atrás los hombros.

Incremente el levantamiento durante la inhalación.

Mantenga la asistencia por el tiempo que crea apropiado.

Lentamente suéltelo hacia el suelo y retírese.

~~~~~~

Accesorios de Yoga Sugeridos

Haga que se recuesten sobre una manta plana para amortiguar sus caderas.

Lo Que Puede Decir (para facilitar el proceso)

"Mantén tus glúteos y piernas firmes", "Lleva los hombros lejos de tus orejas", "Lleva tus codos hacia las costillas", "Ejerce presión con tus manos".

> "¡Un toque suave puede tener beneficios muy profundos!"
> —Kerrie Anczarki, Instructor de Devalila Yoga y de Yoga para Niños

Serpiente

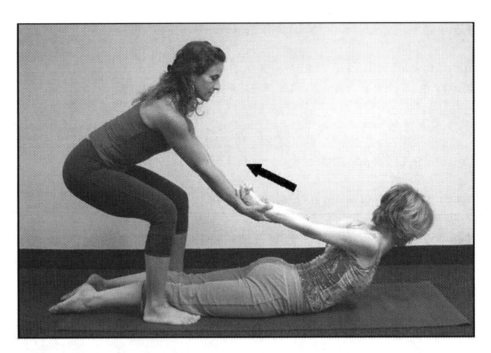

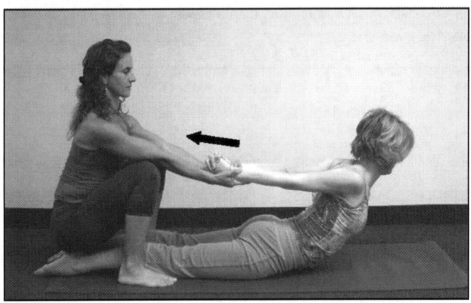

Pasos para Asistir la Postura de Serpiente

Ubíquese con ambas piernas dobladas, sobre las rodillas del asistido.

Sostenga firmemente las muñecas o antebrazos del asistido a medida que él levanta sus brazos y espalda asumiendo la postura de serpiente.

Jale los brazos hacia usted e incline su peso hacia sus caderas.

Para guiarlo más allá en la postura, camine hacia atrás y siéntese sobre los pies/talones del asistido (como en la foto de abajo).

Levántelo un poco más durante la inhalación.

Mantenga la asistencia por el tiempo que considere apropiado.

Esté consciente del cuerpo del asistido, del suyo y escuche la respiración.

Lentamente suéltelo llevándolo de nuevo al suelo y retírese.

~~~~~~

Accesorios de Yoga Sugeridos

Haga que se recuesten sobre una manta plana para amortiguar sus caderas.

Lo Que Puede Decir (para facilitar el proceso)

"Mantén tus glúteos y piernas firmes", "Suelta tus hombros lejos de tus orejas", "Expande tu pecho".

"Con mi instructor de yoga asistiéndome, y con la respiración adecuada, mis posturas pueden ir más a un nivel más profundo y las puedo disfrutar más".
—Carol Mauger, Instructor y Estudiante de Yoga

Perro Boca Arriba

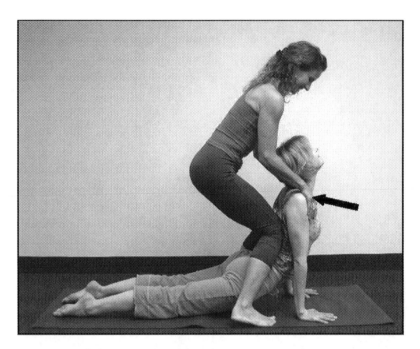

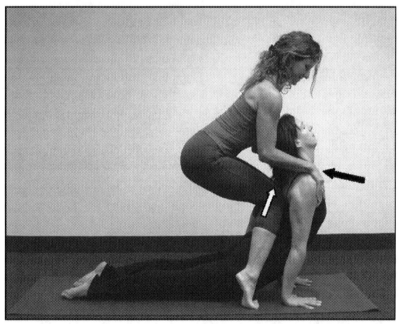

Pasos para Asistir la Postura de Perro Boca Arriba

Ubíquese con ambas piernas dobladas, sobre las caderas del asistido.

Luego, coloque sus manos en el área frontal de los hombros y torso superior a medida que él se levanta hacia la postura perro arriba.

Use sus manos para levantarle el cuerpo y llevar los hombros hacia atrás.

Levántelo más al momento de la inhalación.

Si desea darle un estiramiento adicional, párese sobre el tercio superior de sus pies, lleve sus rodillas hacia adelante ejerciendo presión contra la parte alta de la espalda del asistido (si sus rodillas alcanzan).

Jale el torso extendido de este mientras empuja sus rodillas hacia la espalda de la persona.

Mantenga la asistencia por el tiempo que crea apropiado.

Lentamente suelte sus rodillas y bájelo hacia el suelo. Retírese de la posición.

~~~~~~

Accesorios de Yoga Sugeridos

Haga que apoyen sus manos en bloques de yoga para un levantamiento adicional.

Lo Que Puede Decir (para facilitar el proceso)

"Mantén tus glúteos y piernas firmes", "Suelta tus hombros lejos de tus orejas", "Lleva tus caderas hacia tus muñecas", "Levanta tus rodillas lejos del suelo".

Arco

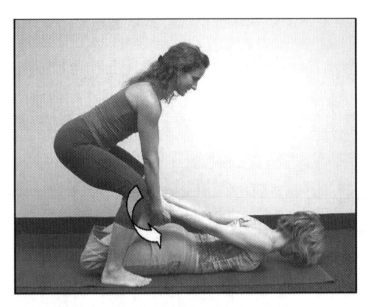

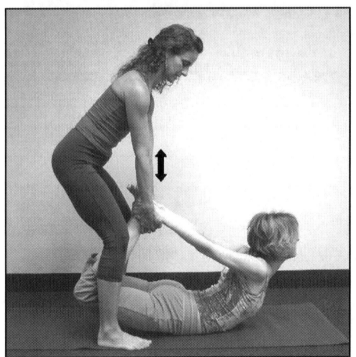

Pasos para Asistir la Postura del Arco

Ubíquese con ambas piernas dobladas, sobre las rodillas del asistido.

A medida que el asistido se alza en la postura del arco, pase sus manos por la parte externa de las muñecas y sostenga los tobillos de la persona (como en la foto superior).

Mantenga sus brazos estirados y use la fuerza de sus piernas para levantar todo el cuerpo hacia arriba (como en la foto inferior).

Levántelo más al momento de la inhalación.

Mantenga la asistencia por el tiempo que crea apropiado.

Lentamente suéltelo llevándolo de nuevo al suelo. Afloje los tobillos y retírese.

~~~~~~

Accesorios de Yoga Sugeridos

Haga que se recuesten sobre una manta plana para amortiguar sus caderas.

Lo Que Puede Decir (para facilitar el proceso)

"Lleva tus pies hacia arriba", "Presiona tus pies hacia atrás, lejos de tus caderas", "Respira profundo hacia tu pecho y diafragma".

> "Que no te de pena dar retroalimentación– especialmente cuando quieres que cambien el nivel de presión que te están otorgando".
> –Stephanie Pappas, Instructora y Entrenadora de Devalila Yoga

Posturas Invertidas

Las posturas invertidas nos dan la oportunidad de retar nuestros miedos, llevar nuestro mundo cabeza abajo por un momento y hacer algo fuera de lo ordinario con nuestros cuerpos. Algunas personas consideran las posturas invertidas como las más beneficiosas de todas las posturas de yoga. Es extremadamente útil e inteligente asistir a alguien cuando se está aprendiendo este tipo de posturas. Aquí presento algunos puntos a tener en cuenta cuando asista a alguien en estas posturas:

- Nunca fuerce u obligue a alguien a realizar la parada de cabeza. Si tiene que ayudarlos demasiado puede significar que están fuera de alineación. Si comienzan desalineados es mejor que no intenten hacer la parada de cabeza. Cuando está en posición correcta, la sensación para esta postura es de ligereza.
- Anímelos para que se tomen su tiempo, para que respiren y que estén conscientes y atentos a las indicaciones del instructor.
- Deles bastantes indicaciones verbales cuando estén aprendiendo las posturas invertidas ya que probablemente no podrán observarlo y estén físicamente desorientados.
- Esté seguro de que no haya objetos o muebles en el área de práctica con los que se pudieran lastimar.
- Practique las inversiones en superficies planas y estables.
- Ofrezca mantas dobladas para usarlas debajo de los hombros en las posturas de paradas de hombros.
- Revise que haya un espacio adecuado entre la pared y la persona cuando se utilice esta como soporte.

Nota: Todas las posturas en la siguiente sección deben ser ejecutadas por un tiempo mínimo de 20-30 segundos, pero pueden mantenerse por mucho más o menos dependiendo de las necesidades de los estudiantes.

Arado—Opción 1 Variación Principiantes

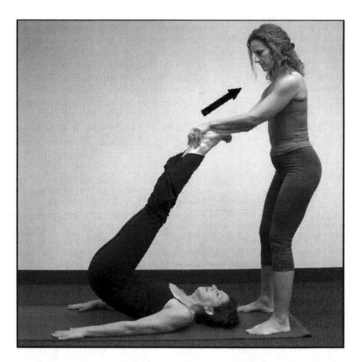

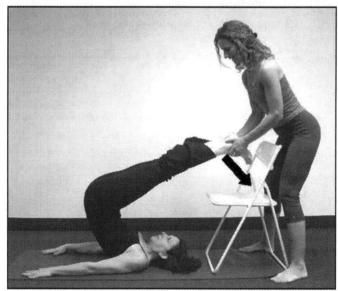

Pasos para Asistir la Postura de Arado
(Variación para Principiantes)

Párese a unos 30cms, detrás de la cabeza del asistido.

A medida que este levanta las piernas hacia la postura de arado, sosténgales los tobillos y jálelos hacia usted (como en la foto superior).

Mientras sostiene los tobillos, lentamente camine hacia atrás y verá cómo se levantarán las caderas del suelo.

Instrúyalo para que ponga las manos en la espalda o caderas para ayudarse con el balance.

Guíe los pies hacia el suelo o hacia una silla si no puede tocar el suelo (como en la foto inferior).

Mantenga la asistencia hasta que los pies toquen algo sólido.

Cuando esté estable en la postura suelte sus manos y déjelo sostenerse por sí solo.

Puede realizar ahora algún tipo de ajustamiento para el levantamiento pélvico mencionado en las páginas siguientes.

~~~~~~

Accesorios de Yoga Sugeridos

Haga que pongan sus pies en una silla, taburete u otro soporte.

Haga que coloquen una manta enrollada pero plana debajo de los hombros para crear espacio entre de las vertebras cervicales y el suelo.

Lo Que Puede Decir (para facilitar el proceso)

"Deja que las rodillas se doblen si tiene los músculos de la corva tensos", "Gira tus hombros acercándolos entre ellos por debajo del cuerpo", "Dale apoyo a tu espalda con tus manos", "Relaja tu quijada y cuello".

Arado—Opción 2 Levantamiento el Pelvis

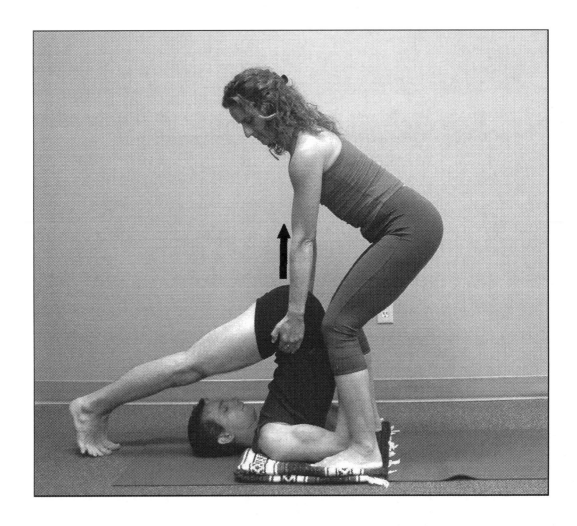

"La ayuda que recibí de mi instructor fue muy positiva y he podido ser capaz de dar estos mismos beneficios a otros".
–Carol Mauger, Estudiante de Yoga

Pasos para Asistir la Postura de Arado
(Levantamiento de Pelvis)

Párese cerca de la espalda de la persona con las piernas dobladas.

Coloque sus dedos en la cresta de la cadera, la cual se forma al flexionar las piernas.

Usando la fuerza de las piernas levántele las caderas hacia arriba con ambas manos y permítale enrollar los hombros debajo del cuerpo.

Mantenga la asistencia por el tiempo que considere apropiado.

Suelte sus manos y permítale mantenerse en la postura.

Retírese a medida que vuelve a poner la columna al suelo.

~~~~~~

Accesorios de Yoga Sugeridos

Haga que pongan sus pies en una silla, taburete u otro soporte.

Haga que coloquen una manta enrollada pero plana debajo de los hombros para crear un espacio debajo de las vertebras cervicales.

Lo Que Puede Decir (para facilitar el proceso)

"Lleva el cóccix lejos de tu cara", "Enrolla tus hombros debajo del cuerpo", "Alarga tu espina dorsal", "Respira profundo hacia tu espalda alta"

"El que asiste es capaz de aprender de primera mano las habilidades y limitaciones del asistido. Este conocimiento hace posible que pueda proveer recomendaciones para las prácticas del futuro"
—Daniel Farrell, Instructor de Devalila Yoga y Científico

Parada de Hombros

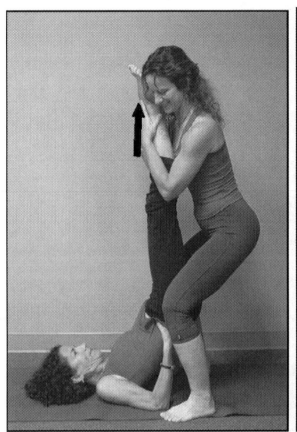 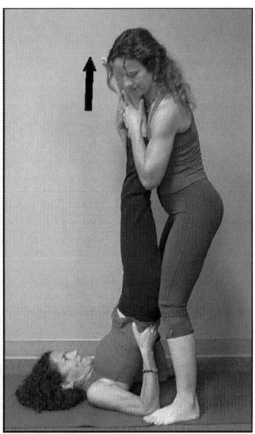

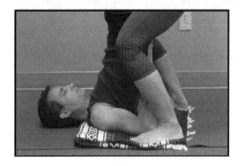

Pasos para Asistir la Postura de
Parada de Hombros

Párese cerca de la espalda de la persona con sus piernas flexionadas y firmes. Coloque sus pies cerca casi tocándole los codos.

Ponga sus manos y antebrazos alrededor de las canillas.

Doble sus rodillas y luego, gradualmente, párese derecho en tanto hala las piernas del asistido hacia arriba.

Instrúyalo para que meta sus hombros hacia abajo a medida que usted usa sus pies para mover los codos de este hacia el torso.

Mantenga la asistencia por el tiempo que considere apropiado.

Cuando esté estable en la postura, suelte sus manos y permítale que encuentre el balance por sí mismo.

~~~~~~

Accesorios de Yoga Sugeridos

Haga que coloquen una manta enrollada pero plana debajo de los hombros para crear un espacio debajo de las vertebras cervicales.

Lo Que Puede Decir (para facilitar el proceso)

"Lleva tus pies hacia el cielo", "Mueve tus hombros hacia abajo", "Comprime los músculos de las glúteos", "Lleva las manos hacia arriba a tu espalda".

"Posiblemente debido a que la asistencia tiene muchas maneras de comunicarse que (posición, tacto, movimiento, tiempo-real de observación y compartir) se produce una conciencia enfocada y un aprendizaje rápido. Uno se siente muy bien y es tranquilizante."
—Daniel Farrell, Instructor de Devalila Yoga y Científico

Parada de Antebrazos

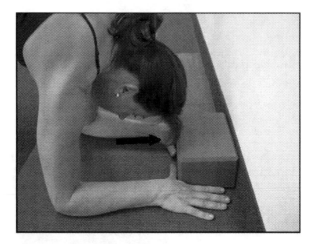

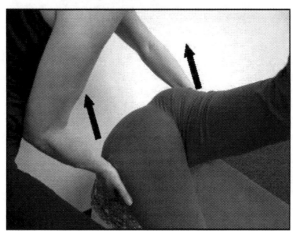

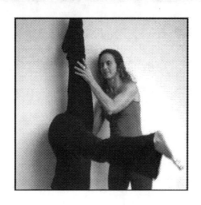

Pasos para Asistir la Postura de Parada de Antebrazos

Coloque un bloque de yoga junto a una pared.

Instrúyalo para que presione los dedos gordos de la mano contra el bloque y los índices hacia los lados del bloque (como en la foto superior).

Párese a un lado del asistido cerca de sus piernas.

Coloque sus manos en los muslos de la persona, manteniendo sus dedos mirándose entre sí (tal como en la foto del medio).

Suavemente, impulse la cadera de este hacia arriba, mientras el asistido lleva (o patea) la primera pierna hacia la pared (recuerde estar fuera del área de aterrizaje de esta pierna).

También puede presionar la primera pierna que va a la pared mientras que el asistido se impulsa y patea hacia arriba (como en la foto de abajo).

Cuando él se encuentre estable en la postura, suelte sus manos y deje que se mantenga en la postura por sí mismo.

Ahora puede realizar el apretón de puño descrito luego en este capítulo.

~~~~~~

Accesorios de Yoga Sugeridos

Haga que realicen esta postura frente a una pared.

Haga que con sus manos presionen un bloque de yoga contra la pared.

Lo Que Puede Decir (para facilitar el proceso)

"Apunta tus dedos de los pies hacia el cielo", "Presiona tus hombros hacia abajo, lejos de tus orejas", "Mira hacia tus manos".

Parada de Manos—Opción 1
Pateando contra una Pared

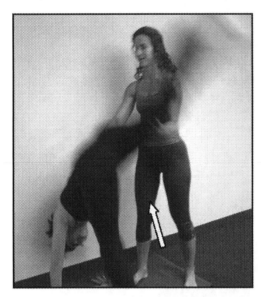 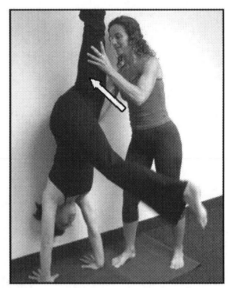

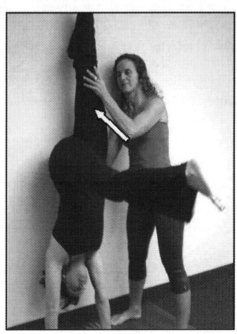

Pasos para Asistir la Postura de Parada de Manos (Pateando contra la Pared)

Párese con sus manos a unos 30 cms aproximadamente de la pared.

Párese al lado del asistido cerca de sus piernas (preferiblemente al lado de la pierna que él lleve primero hacia la pared).

Coloque su mano en la espalda baja para darle estabilidad (opcional).

Esté pendiente de cuándo se prepara para patear, pues puede suceder muy rápido.

Con su otra mano(s), guie la primera pierna que él está pateando hacia la pared y ayúdelo a llevar la otra, junto con la primera.

Cuando ambos pies estén tocando la pared, suelte sus manos y permítale encontrar el balance por sí mismo.

Ahora puede realizar el apretón de puño descrito más adelante en este capítulo.

~~~~~~

Accesorios de Yoga Sugeridos

Haga que realicen esta postura frente a una pared.

Lo Que Puede Decir (para facilitar el proceso)

"Apunta tus dedos de los pies hacia el cielo", "Mantén tus hombros sobre tus manos", "Contrae los muslos internos", "Activa todo tu cuerpo".

> "Las inversiones te dan mucha energía. Permite a tu instructor que te ayude a superar tus miedos".
> —Stephanie Pappas, Instructora y Entrenadora de Devalila Yoga

Parada de Manos—Opción 2
Asistencia de Dos Personas

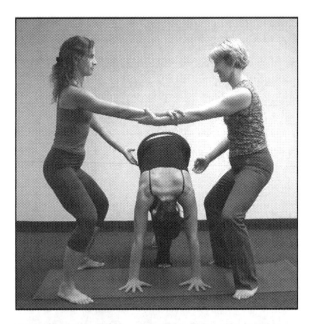

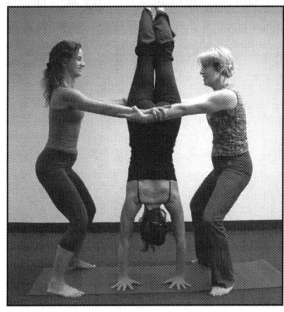

Pasos para Asistir la Postura de Parada de Manos (Asistencia de Dos Personas)

Los dos asistentes se paran mirándose el uno al otro con rodillas bien dobladas.

Ambos asistentes deben inclínarse entre sí y agarrarse del mismo antebrazo (del que esté más lejos del asistido) sosteniéndose mutuamente.

Instruya al estudiante a que coloque las manos en el suelo, justo al centro de los dos asistentes (como en la foto superior).

Fíjese cuidadosamente lo que hace el estudiante porque su siguiente movida será patear las piernas hacia arriba.

Cuando las dos piernas del asistido estén en el aire, rápidamente alcance el otro antebrazo del asistente y encierre las piernas del asistido entre los brazos de ambos asistentes.

Permita que las piernas o caderas del asistido descansen u oscilen entre los brazos de los asistentes para encontrar equilibrio.

Cuando él haya terminado de realizar la postura, suelte sus manos y permítale que vuelva los pies al suelo.

~~~~~~

Accesorios de Yoga Sugeridos

Se puede poner un bloque de yoga entre los muslos para activar las piernas.

Lo Que Puede Decir (para facilitar el proceso)

"Apunta los dedos de los pies lo más que puedas", "Lleva tu ombligo hacia la espina dorsal", "Contrae los muslos internos y presiónalos entre sí", "Presiona tus manos hacia el suelo".

Preparación para Parada de Cabeza
(Tripié)

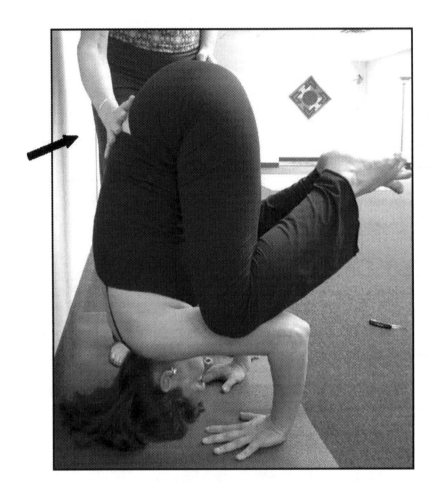

"Podrás ver como algunos mejoran la respiración y logran relajarse
más en una postura cuando les das una asistencia profunda".
—Carrie Colditz, Instructora de Devalila Yoga

Pasos para Asistir la Postura Preparatoria de Parada de Cabeza (Tripié)

Párese o arrodíllese al lado de la persona, quede cerca de sus hombros.

Fíjese si la alineación de la parada de cabeza es adecuada (vea las recomendaciones de cómo "flotar" hacia la parada de cabeza) y pídales que hagan los cambios necesarios de posición de su cabeza o manos.

A medida que él entre a la posición tripié, coloque su mano en el sacro y anímelo a que levante la pelvis hacia atrás en dirección a su mano.

Ayúdelo a poner las rodillas sobre los tríceps.

Siga revisando la alineación y dele retroalimentación.

Si las piernas comienzan a "flotar" hacia arriba, siga las instrucciones de cómo asistir la parada de cabeza.

~~~~~~

Accesorios de Yoga Sugeridos

Haga que realicen esta postura frente a una pared.

Lo Que Puede Decir (para facilitar el proceso)

"Lleva los pies hacia tus caderas", "Lleva tus caderas sobre tus hombros", "Presiona tus hombros hacia abajo", "Fija la mirada en el suelo frente a tu cabeza".

> "El Yoga me prepara para expandirme en muchas áreas de mi vida y me enseña a ir con paciencia a lugares que nunca antes había ido".
> —Kelly Smith, Instructora de Yoga y Pilates

Parada de Cabeza (Sostenida)

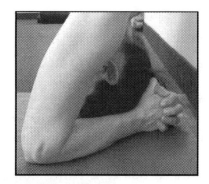

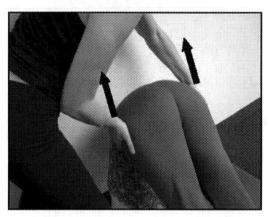

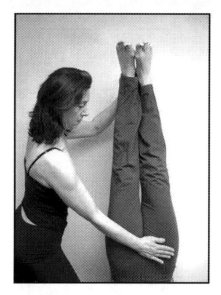

Pasos para Asistir la Postura de
Parada de Cabeza (Sostenida)

Párese a un costado, cerca de las piernas de la persona.

Revise la manera como él coloca la cabeza y brazos en la base de la postura y ofrezca correcciones verbales de ser necesario (como en la foto superior).

Ponga sus manos en el muslo, en el espacio creado por el movimiento de flexion de piernas. Mantenga sus dedos apuntando entre sí.

Suavemente, impulse las caderas de este, a medida que él mismo las trae hacia arriba en la parada de cabeza (como en la foto del medio).

Una vez las piernas estén extendidas hacia arriba sosténgale los tobillos con una mano y dele un jalón hacia arriba.

Coloque la otra mano frente a las caderas (como en la foto inferior).

Ahora puede realizar el apretón de puño descrito luego en este capítulo.

~~~~~~

Accesorios de Yoga Sugeridos

Haga que practiquen esta postura frente a una pared.

Lo Que Puede Decir (para facilitar el proceso)

"Empuja con tus antebrazos", "Mantén firme tu cabeza", "Presiona tus hombros lejos de tus orejas alargando el cuello", "Activa los muslos internos".

"He aprendido que la 'asistencia' es una reacción que puedo tener en mi misma, y me pasa cuando por un momento estoy en una postura y mi propio cuerpo pareciera alertarme. La asistencia crece dentro de mí y mi práctica diaria es mi forma de cuidar ese jardín".
—Kelly Smith, Instructora de Yoga y Pilates

Inversiones—Equilibrio con el Apretón de Puño

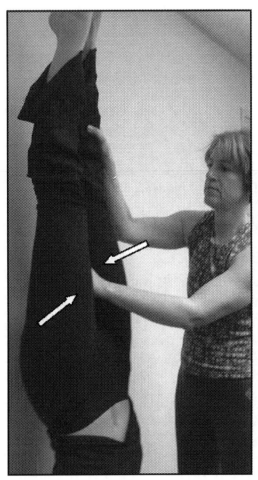 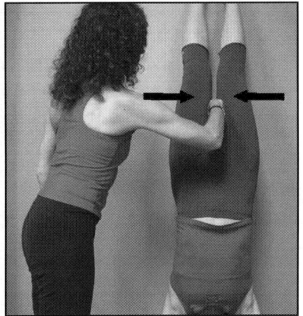

"Para de pensar en cómo te sientes. Cierra los ojos y siente cómo te sientes".
—Heidi Prewett, Instructora de Devalila Yoga

Pasos para Asistir el Apretón de Puño

NOTA: Puede realizar este ajuste en alguien que hace una inversión, tal como parada de manos, parada de antebrazos o parada de cabeza.

Párese al lado o al frente de la persona cerca de las piernas.

Coloque uno de sus puños entre los muslos internos de este (como en la foto de la derecha).

Instrúyalo a que apriete su puño con las piernas y que apunte con los dedos del pie hasta que él mismo encuentre equilibrio en la postura (sin usar la pared).

Puede usar la otra mano para estabilizar las piernas (como en la foto de la izquierda).

Cuando el asistido se encuentre estable en la postura, pregúntele si está bien que usted retire su puño y lo deje balanceándose por su cuenta, ya sea usando la ayuda de la pared o no.

~~~~~~

Accesorios de Yoga Sugeridos

Haga que realicen esta postura frente a una pared.

Lo Que Puede Decir (para facilitar el proceso)

"Apunta firmemente los dedos de los pies", "Compromete tus músculos abdominales", "Activa los muslos internos".

> "Cuando enseñas, simplemente sé tú mismo y comparte tu experiencia. Cuando sientas que no quieres enseñar, es porque piensas que debes ser otra persona distinta a la que eres en ese momento".
> —Stephanie Pappas, Instructora y Entrenadora de Devalila Yoga

"Flotando" hacia la Parada de Cabeza

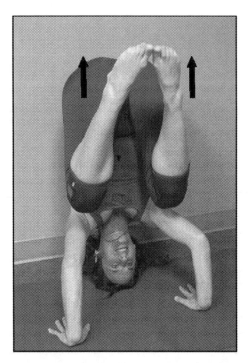

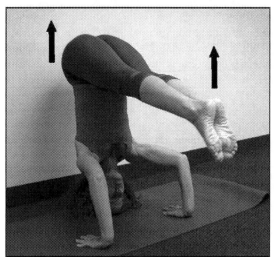

Recomendaciones para "Flotar"
hacia la Parada de Cabeza

Sus manos y la coronilla de su cabeza deben formar una base similar a la de un triángulo equilátero para crear un cimiento sólido para su parada de cabeza.

Si su cabeza, cuello, espina dorsal, pelvis y caderas están en la alineación adecuada del tripié, entonces sus piernas serán capaces de "flotar" hacia arriba en la postura completa de parada de cabeza (como en la foto superior).

Una vez haya establecido una base sólida para su postura, puede llevar sus pies hacia adelante hasta que sus caderas queden sobre sus hombros.

Coloque sus rodillas sobre los triceps, afirme los músculos del abdomen y traiga sus pies cerca a sus caderas.

En este punto, si sus piernas no comienzan a "flotar" hacia la postura, haga que el asistente cheque su alineación.

Cuando sus piernas están estiradas se requiere de mayor fuerza abdominal para levantarlas hacia la postura (como en la foto inferior). Puede ser que necesite desarrollar mayor fuerza abdominal para realizar la variación de piernas estiradas.

~~~~~~

Accesorios de Yoga Sugeridos

Realice esta postura frente a una pared.

Puede realizar la postura al aire libre sobre el suelo o en alguna otra superficie plana.

Recomendaciones para

las Posturas Invertidas

Las posturas de inversiones deben hacerse con el máximo cuidado y alineación correcta.

Utilice mantas debajo de los hombros para las posturas de arado y de parada de hombros. Asegúrese que las mantas estén planas y bien colocadas.

Use una silla o pared como apoyo en las posturas de arado o parada de hombros, especialmente si existe sobrepeso o rigidez en el cuello y los hombros.

Use una manta plana o colchoneta de yoga debajo de su cabeza para las paradas de cabeza.

No patee hacia la parada de cabeza. Si necesita patear, esto indica que está alineado incorrectamente o que tiene insuficiente fuerza para realizar la postura. Desarrolle mayor fuerza abdominal y siga estirando el cuello y los hombros.

Vaya acostumbrándose a la parada de cabeza practicando la posición del tripié sin levantar las piernas.

No se quede mucho tiempo recostando sus piernas contra la pared. Tóquela con sus pies periódicamente para ayudarlo encontrar el equilibrio.

Cuando la alineación de las vertebras es correcta (porque el cuerpo está fuerte y listo) los pies "flotan" naturalmente hacia arriba en la parada de cabeza. Confíe en el principio de la "flotación".

Nunca realice la parada de cabeza en una superficie inestable como lo es una cama, una almohada o cojín.

No realice posturas invertidas inmediatamente después de comer. Espere de 2 a 4 horas para hacer yoga o practicar estas posturas.

Los principiantes deben sostener las posturas por tiempos más cortos (menos de un minuto) hasta que no tenga dificultad para sostener la postura periodos más largos (sobre el minuto y más). Se puede incrementar gradualmente la duración con el paso del tiempo.

Cuando use los antebrazos como base para la parada de cabeza o manos, aségurese de empezar con los codos un poco más cerca que el ancho mismo de los hombros. Los codos tienen la tendencia de abrirse en estas posturas y puede causar inestabilidad.

En la postura de parada de manos, comprometa sus piernas, pies y muslos internos para levantarse hacia arriba en la postura. Ponga los dedos de los pies en punta lo más que pueda.

Utilice la pared como apoyo cuando esté intentando por primera vez las posturas de paradas de manos, cabeza, antebrazo y del escorpión.

Asegúrese de estar agarrado firmemente en la postura de parada de cabeza. Cuando la base es sólida, la postura será estable.

Las posturas invertidas deben ser seguidas por una postura de descanso hasta que el ritmo cardíaco y la respiración vuelvan al nivel normal. La postura de niño es usualmente la más sugerida luego de una parada de cabeza. Después de descansar en postura de niño, vuelva a la posición de montaña o esté de rodillas.

No practique cerca de objetos, muebles o cualquier cosa que pueda hacerle daño en caso de caerse.

No le recomiendo cerrar los ojos en la parada de cabeza. Mire al suelo en frente suyo o a un punto fijo en el horizonte.

Si se cae de una postura invertida, recuerde mantener su cuerpo relajado.

Sea precavido al practicar las inversiones en caso de tener lesiones de espalda, cuello, discos vertebrales o presión alta.

Algunas teorías sugieren evitar inversiones si tiene problemas de vista (retina separada) glaucoma, osteoporosis, sobrepeso, embarazo o menstruación.

Si sus ojos se vuelven rojos o se presenta ruptura de los vasos sanguíneos de la cara después de las inversiones; debe entonces practicar otras posturas más suaves (perro boca abajo, piernas arriba o contra la pared) hasta que su cuerpo se acostumbre poco a poco a las inversiones.

"Aparte de los muchos beneficios físicos de asistir al estudiante en las posturas, un toque gentil puede romper barreras físicas y emocionales".
–Melissa Stern, Instructora de Devalila Yoga

Asistiendo la Secuencia de Saludo al Sol

En este capítulo explico cómo puede asistir dinámicamente a alguien mientras se mueve a través de las posturas del tradicional saludo al sol. Si la persona es principiante, le sugiero instruirlo verbalmente con respecto a las posturas, a la vez que lo va asistiendo. Si la persona ya está familiarizada con la secuencia, puede simplemente dejarla fluir en la secuencia a su propio ritmo.

Decida conjunta y anticipadamente el tiempo aproximado o número de respiraciones que realizarán en cada postura de la secuencia.

Recuerde liberar presión cuando sienta que la persona va a entrar a una nueva posición.

Recuerde moverse o quitarse del camino mientras los estudiantes hacen la transición de una postura a otra.

Anticipe y prepare la posición de su cuerpo a medida que ellos hacen la transición de una postura a la siguiente.

> "Cuando sientas que el peso del invierno te está separando de quien quisieras ser o donde realmente quisieras estar, entonces toma una respiración profunda y date cuenta que pronto mirarás hacia atrás, recordando este tiempo como si en realidad estuvieras corriendo sobre los pastos de verano"
> —Marc Savoie, Estudiante de Yoga

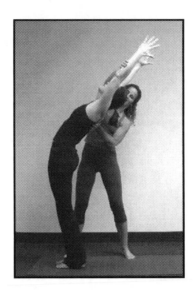

Posición 1: Montaña Arqueada

Párese al lado de la persona y use una mano entre los omóplatos para levantar el área superior de la espalda. Use su otra mano para presionar juntos los antebrazos hacia atrás. Suelte y déjelo mover hacia la siguiente posición—flexión hacia adelante.

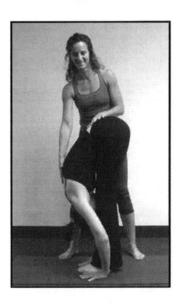

Posición 2: Flexión hacia Adelante

Párese del mismo lado y mueva su mano (la que estaba en los omóplatos) hacia abajo sobre el sacro a medida que este se dobla hacia adelante. Use su otra mano para presionar hacia abajo en la espalda para ayudarlo a lograr un nivel más profundo en la flexión. Suéltese y déjelo moverse hacia la siguiente posición—estocada.

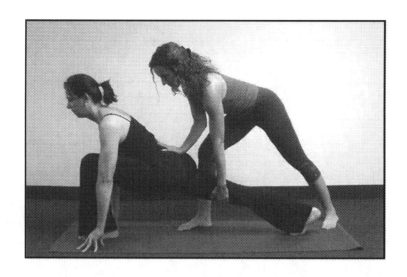

Posición 3: Estocada Alta (pierna derecha atrás)

El asistido tiene que estar en posición de estocada o con la pierna entre las suyas, luego, presione su mano hacia abajo en el centro del sacro (sus dedos de la mano deben apuntar hacia arriba). Con la otra mano levante la pierna hacia arriba para que se estire más. Encuentre el balance entre empujar hacia abajo en el sacro y levantar la pierna posterior. Suéltese y déjelo avanzar hacia la siguiente posición—plancha alta.

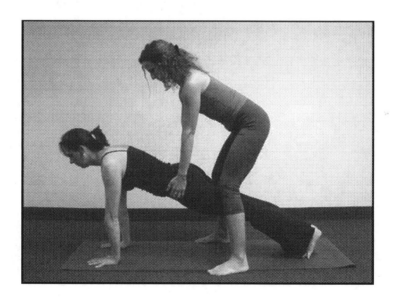

Posición 1: Plancha Alta

Párese con las piernas del asistido entre las suyas y doble sus rodillas. Proceda a levantar las caderas hacia arriba o hacia abajo en alineación con las piernas y el torso. Sosténgale las caderas en tanto la persona baja el cuerpo a la siguiente postura—la oruga.

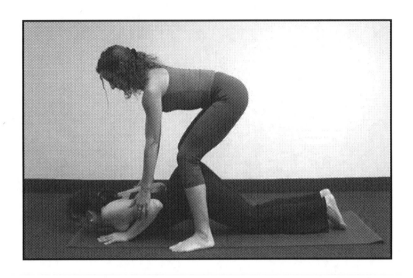

Posición 5: La Oruga

Párese con rodillas bien dobladas a la altura de las caderas del asistido y presione los codos de este hacia el torso. Libérese y déjelo avanzar hacia la siguiente posición—cobra

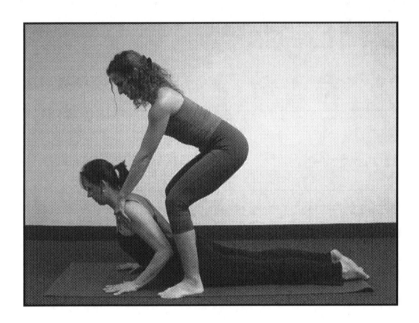

Posición 6: Cobra

Mueva sus manos hacia los hombros y levántele el cuerpo hacia arriba. Libérese y déjelo avanzar hacia la siguiente posición—perro boca abajo.

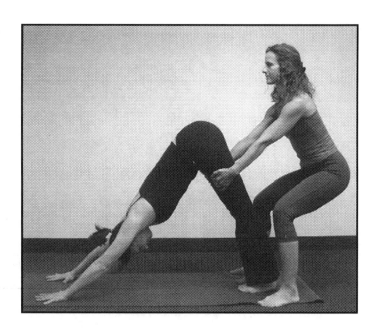

Posición 7: Perro Boca Abajo

De un paso hacia atrás y ponga sus pies a la altura de los del asistido, manteniendo sus piernas dobladas y abiertas. Sostenga los muslos superiors de la persona e incline su peso corporal hacia atrás casi sentado en cuclillas. Libérese y déjelo avanzar hacia la siguiente posición—estocada.

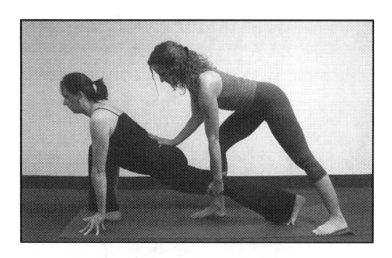

Posición 8: Estocada (pierna derecha hacia adelante)

Dé un paso hacia adelante en posición de estocada o con la pierna posterior del asistido entre las suyas. Simultáneamente, presione el centro del sacro con una mano hacia abajo (los dedos de las manos hacia arriba), y levántele la pierna hacia arriba con la otra mano. Encuentre el balance entre empujar hacia abajo en el sacro y levantar la pierna hacia arriba. Libérese y déjelo avanzar hacia la siguiente posición—flexión hacia adelante.

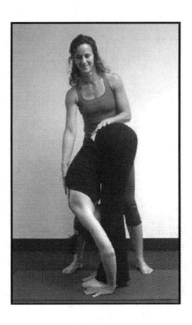

Posición 9: Flexión hacia Adelante

Párese a un lado del asistido y mueva su mano hacia el sacro a medida
que él se dobla hacia adelante. Use su otra mano para presionar hacia
abajo en la espalda para ayudarlo aun más en la flexión. Libérese y
déjelo avanzar hacia la siguiente posición—montaña arqueada.

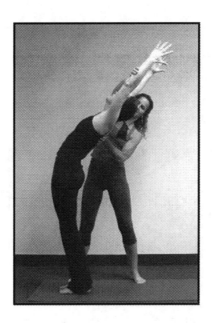

Posición 10: Montaña Arqueada

Párese a un lado de la persona y coloque una mano entre los omóplatos para
levantar la espalda superior. Use su otra mano para presionar hacia atrás
ambos brazos extendidos. Libérese y déjelo avanzar hacia posición de pie.

Sección III

Respuestas Sinceras a Preguntas que Dudabas Hacer

Respuestas a Preguntas de los Instructores de Yoga

En esta sección reflexionaré sobre algunas preguntas e inquietudes que han surgido por parte de Instructores de yoga. Mi esperanza es que después de leer esta sección usted tenga una mejor idea de su auto-aceptación en relación a su experiencia como instructor de yoga.

Mis respuestas en esta sección están basadas en 14 años de experiencia practicando y enseñando yoga; asi como compartiendo miles de conversaciones a un nivel personal y discusiones íntimas con cientos de Instructores de yoga de muchos estilos, orígenes y niveles de experiencia.

Algunas veces siento un conflicto interno. Enseño temas espirituales y en la clase parezco ser alguien centrada, pero cuando estoy sola, algunas veces me siento ansiosa, deprimida, infeliz o triste. ¿Debo seguir enseñando yoga?

Claro que puedes seguir enseñando yoga. Para mí, la práctica del yoga incluye todo lo que pasa en la vida- incluyendo las emociones intensas. Creo que encontramos la sabiduría interna por medio de estas experiencias- placenteras y no tan placenteras. Cuando experimento estas emociones fuertes, yo las trabajo como cuando trabajo las posturas de yoga.

Con frecuencia escucho esa inquietud y me pregunto de dónde sacan los Instructores y los estudiantes esas nociones tan irreales y supra-humanas en relación a los Instructores de yoga. En mi experiencia, todos los retos y momentos difíciles de la vida nos hacen más compasivos, auténticos y conscientes de nuestros propios patrones.

Probablemente tú puedas enseñar tu clase con una mayor honestidad y autenticidad. Vive tus experiencias personales y manifiéstalas en las clases, animando a tus estudiantes para que acepten la totalidad de quien eres y quienes son ellos. Reflexiona sobre lo que significa la espiritualidad para ti en ese momento.

Me siento nervioso antes de enseñar y a veces incluso durante la clase. ¿Es esto normal? ¿Qué puedo hacer? ¿Por qué me siento así?

En mi experiencia, he notado diferentes causas detrás del nerviosismo cuando se enseña. Espero que puedas identificarte con algo de lo que voy a escribir y que aquello que comparto alivie un poco tu preocupación.

Existe el nerviosismo que proviene de ser un instructor nuevo y de no sentirte tan seguro. Esto es normal que suceda y con la práctica y la experiencia va a ir disminuyendo. Recuerda que puedes usar las prácticas respiratorias para relajarte y centrarte. Usualmente, una vez hayas empezado con las posturas los sentimientos de nerviosismo se irán desvaneciendo.

También hay el tipo de nerviosismo que viene de entrar en un territorio desconocido y de compartir partes profundas de tu ser con grupos de personas extrañas. Yo creo que esto es en sí un buen signo- un signo de que te has expresado abiertamente y con menos censura. Cuando realmente comparto y expreso quien soy en la clase, algunas veces llego a sentirme vulnerable e incómoda después de la clase.

Existe otro tipo de nerviosismo que es parecido a la emoción o regocijo que puedes experimentar mientras enseñas. Es natural sentirse así cuando te gusta lo que haces y realmente quieres compartirlo. La mayoría de veces los estudiantes lo aprecian y puedes sentir la energía positiva en su cuerpo.

El último tipo de nerviosismo que mencionaré puede manifestarse cuando se siente duda, miedo o baja autoestima. Hay algunos momentos en la vida en los que nos sentimos así. Es simplemente parte del viaje, pero es muy incómodo. Haz lo mejor que puedas y recuerda que la mayoría de las personas también tienen esos sentimientos. La vida es un misterio y puedes experimentar el espectro completo de sentimientos durante tu viaje en ella.

¿Qué puedo hacer cuando no me siento dispuesto a enseñar pero tengo el compromiso de hacerlo?

Esta es una muy buena pregunta y hay muchos Instructores que la han compartido conmigo.

A menos que yo esté realmente enferma o tenga problemas de viajes, doy la clase de todas maneras, a pesar de mis sentimientos. Yo sé que esos sentimientos siguen cambiando y cambiando. Casi siempre me siento mucho mejor después de haber dado la clase. Es una buena manera de salir de nuestro estado de contracción.

Sigue presentándote a tus compromisos, cámbialos cuando estés listo y hazlo honrando a las personas involucradas. Hubo varias veces en las que me sentí lista para dejar una clase, terminé cumpliendo mi compromiso y una vez cumplido no volví a comprometerme.

Lo más interesante de esta situación es que puedes profundizar los sentimientos e indagar lo que hay de fondo y entender por qué no te sientes con ganas de enseñar. Pon atención a lo que te dice tu cuerpo y mientras escuchas con atención, oye los pensamientos que vengan de tu mente. Puede que recibas una nueva comprensión en tu situación actual.

Existen muchas razones para no sentir ganas de enseñar:

No sentirte bien físicamente.

El estar lidiando con una situación emocionalmente estresante.

Una pérdida temporal del entusiasmo en la enseñanza.

Puede ser que sintamos que no estamos a la altura de la situación.

Puede que no estemos recibiendo una compensación salarial adecuada por nuestro tiempo.

Puede que estemos pasando un periodo de cuestionamiento en cuanto a nuestras creencias y prácticas.

Puede que sintamos que es el tiempo de alejarnos de un grupo en particular o centro de yoga.

Puede que no nos guste el ambiente en el que estamos enseñando.

Todas estas experiencias son válidas y merecen ser exploradas.

Otra razón más sutil para no querer enseñar puede ser la de sentir que no estás siendo tú mismo. Alguna vez tuve la experiencia de enseñar yoga en un spa para turistas. El dueño algunas veces venía a mis clases y quería que intencionalmente hiciera sudar a las personas. Esta actitud no iba en armonía con la mía, así que eventualmente paré de enseñar en ese lugar. Debes ser auténtico contigo mismo y enseñar lo que es real para ti. Aunque nadie esté para enseñarte cómo enseñar, debes tomar el riesgo y ser tú mismo. Puede ser difícil para ti, pero es una oportunidad para expresarte completa y sinceramente.

¿Qué debo hacer cuando un estudiante no me cae bien?

¿Hace el estudiante algo que te hace sentir incómoda? ¿Le has expresado tus sentimientos o necesidades? ¿Has perdido conexión con tus valores o barreras en alguna forma? Quizá sea bueno que tengas una conversación privada con esa persona, o escríbele explicándole tus sentimientos sin poner culpas o juzgamientos.

Yo he encontrado que a veces los estudiantes pueden despertar asuntos personales que tenemos dentro de nosotros mismos- y reaccionamos instintivamente, por decirlo así. Quizá, puedas encontrar un terapista con quien trabajar esas experiencias. No estoy diciendo que sea fácil tomar responsabilidad de sentimientos, pero es lo más saludable. Recuerda que el estudiante puede estar reflejando algún aspecto de la "sombra" de tu personalidad. Yo recomiendo mucho el libro "El lado Oscuro de la Luz", por Debbie Ford, si deseas explorar aun más este concepto.

¿Qué puedo hacer cuando siento atracción sexual por un estudiante?

Puedes dejar que tus sentimientos pasen y volver a enfocar tu atención en la clase. Si los sentimientos son mutuos puede ser apropiado tener una conversación honesta y decidir qué hacer o cuál sería el curso de acciones a tomar. Puede haber la posibilidad de terminar la relación profesional y darle continuación a la personal. En mi experiencia, es más saludable decidirse por una u otra, en vez de desgastarse intentando llevar adelante ambas. Cada individuo debe tomar responsabilidad personal por sus elecciones y decisiones.

¿Qué debo hacer si tengo un problema físico mientras estoy dando clase y no puedo continuarla?

Yo le explicaría a la clase lo que está pasando (con tantos o pocos detalles como te sea cómodo). También les devolvería el dinero o les daría un crédito para una clase en el futuro.

He leído en textos de yoga y he oído de algunos colegas que un instructor de yoga debe ser vegetariano y vivir bajo ciertos principios del estilo de vida del yoga. Yo no me siento capaz de vivir bajo esos estándares. ¿Debería enseñar yoga?

Tu estilo de vida es una decisión personal y está basada en muchos factores. Yo no siento que un instructor de yoga deba ser vegetariano para enseñar. Yo te aconsejo que cuestiones todo lo que leas y escuches. Aprende a escuchar tu sabiduría interna y toma tus decisiones basándote en tus más profundos valores. Posiblemente, también estas pasando por diferentes fases en tu vida. Sigue notando cómo te sientes y lo que tu cuerpo pide de ti.

Algunas veces no puedo hacer mi propia práctica o meditación. ¿Esto significa que no debería ser instructor?

Tú eres instructor. Encuentra el balance entre la libertad y la disciplina que sientes que te honra. Tu práctica puede pasar por diferentes fases. Yo he estado por años en prácticas muy intensas y otras nulas. Solía ser muy dura conmigo misma en momentos en los que realizaba mi práctica. Ahora, reconozco que todos expresamos nuestra espiritualidad de diferentes maneras y tiempos. ¿Qué funciona para ti? ¿Estás practicando de manera que es conveniente para tu estilo? ¿Estás siguiendo otro plan que no sea el tuyo? Encuentra tu propio estilo de hacer tu práctica. Escucha y deja fluir las cosas. No te rindas a un nivel personal ni de tu práctica, y suelta la culpa en la medida de lo posible.

Tengo un estudiante que parece ver mi cuerpo de manera sexual y me hace sentir incómoda. ¿Qué debo hacer?

Yo me dirigiría a esa persona directa e inmediatamente, cara a cara. Selecciona tus palabras con cuidado para que no sienta que lo estás culpando. Recuerda que existe la posibilidad de que te estés proyectando en él. Si aún después de hablar no te sientes cómoda con su comportamiento puedes cortésmente pedirle que se retire de las clases.

¿Qué puedo hacer si hay un estudiante que hace muchos ruidos o es perjudicial en mi clase?

Si el estudiante hace ruidos como una forma de expresar sus emociones, entonces deja que siga haciendo esos sonidos. Si otros estudiantes se sienten molestos por los ruidos, entonces debe manejarse de otra manera. Puedes tener una discusión abierta con los estudiantes.

Hay algunas situaciones donde los transtornos se vuelven físicos y puede causar daño a los otros estudiantes. En ese caso, yo hablaría con él seriamente. Si el caso es que hay un estudiante haciendo muchos comentarios o chistes, se debe hablar con esa persona luego de clase y sugerirle que haga esas cosas fuera de la práctica.

¿Qué puedo hacer cuando un estudiante no sigue mis instrucciones y no deja de realizar las posturas de manera insegura?

Si no paran o cambian su comportamiento inseguro después de que repetidamente lo has corregido, debes dejarlo solo y enfocarte en otros estudiantes. Si está haciendo algo que pone en peligro a otros estudiantes, entonces sí debes pedirle firmemente que pare o deje la clase. En última instancia, él es responsable por sí mismo. Haz que firme una forma que diga que tú o tu centro de yoga no se hace responsable por lesiones ocurridas durante clase.

Ya no me siento entusiasmada de enseñar. ¿Debo renunciar? ¿Qué puedo hacer?

Esto puede pasarte. Puedes tomarte un descanso de la enseñanza. Puedes asistir a un taller sobre algo que te inspire (de yoga u otro tema). De pronto estás enseñando demasiado o en lugares que no te gustan. A lo mejor debes cambiar tu horario. Es importante explorar lo que estás sintiendo y hacer algunos cambios.

Hay momentos en que los Instructores de yoga, como otros profesionales, quieren cambiar de trabajo. Mantente abierto a los cambios.

¿Qué puedo hacer cuando un estudiante hace su propia práctica durante la clase y no escucha mis instrucciones?

Esto puede causar una distraccion grande tanto para el instructor como para otros estudiantes. Yo le pediría que la próxima vez, siga la clase en la parte de posterior de la habitación donde trabajamos.

Si no escucha para nada tus instrucciones, es muy raro que se tome el trabajo de estar siquiera en la clase. A lo mejor es su ego o su deseo de "llamar la atención". Puedes recomendarle otro estilo de yoga o clase. Si sientes que está tratando de llamar tu atención, ofrécele una sesión privada.

Yo me siento bien de que los estudiantes escuchen sus cuerpos y hagan los ajustes y variaciones necesarios para su práctica. Fomento la libertad y la individualidad en mi clase.

¿Qué debo hacer si un estudiante me habla mucho después de clase y me encuentro pasando más tiempo del deseado con esta persona?

Marca tus barreras personales. Sé atento con ellos pero no dejes que te jalen a sus necesidades. Cortésmente diles que te gustaría compartir con ellos pero en otro tiempo mejor para ti. Pídeles que te den una llamada a una hora específica o que se comuniquen vía email. Puedes referenciarlos también a un terapista o a otro especialista de la salud si sus preocupaciones o preguntas van más allá de tu experiencia.

Soy una Instructora. ¿Qué debo hacer si otra mujer me invita a salir después de clase o quiere ser amiga mía?

En el campo del yoga no he llegado a leer que haya reglas que prohiban hacer amistad entre estudiantes e Instructores. Otras profesiones pueden tener códigos de conducta más estrictos.

En mi opinión, cuando el sentimiento es mutuo y ambas personas quieren cultivar una amistad, entonces debe ser llevada a cabo. Juntas, decidan el protocolo para su relación y aségurense de entender y tener en claro las reglas al interior de la clase.

Personalmente, puedo compartir que algunas de mis mejores amigas fueron previamente estudiantes de yoga. No he tenido malas experiencias cultivando amistades del mismo sexo.

¿Qué debo hacer si un estudiante del sexo opuesto me invita a una cita o expresa un interés en empezar una relación conmigo?

Esta es una situación delicada. Sé honesta y amable con la persona. Si el sentimiento es mutuo, los dos deben decidir qué hacer. Yo escogería una relación definida, ya sea estudiante-alumno o el cortejo. En mi experiencia, funciona mejor si se elige una o la otra, en vez de tener ambas opciones juntas. Solo recuerda que puede darse un desequilibrio de poder en la relación porque el rol de instructor se dio cuando se conocieron.

Cuando reemplazo a otros Instructores experimento un poco de energía negativa de parte de los estudiantes en la clase. ¿Qué puedo hacer?

Esto puede ser incómodo. Haz lo mejor que puedas, sé tú mismo y enseña tu propio estilo. Ellos están acostumbrados al estilo propio de su instructor y probablemente están decepcionados de que él o ella no haya podido ir a clase.

Haz tu trabajo y enfoca tu atención en los estudiantes que están receptivos. Las energías negativas por lo general se difunden durante la clase a medida que se enfocan en la práctica del yoga. En lo posible, no lo tomes personal.

Cuando otros Instructores de yoga vienen a mi clase siento que me están juzgando y calificando. Me siento incómoda y tímida. ¿Qué puedo hacer?

Sé amable con ellos, sé tú misma y simplemente da tu clase como normalmente la darías. Si ellos se sienten competitivos pues ese es asunto de ellos. Si tú te sientes competitiva o dudosa de ti misma, pues esa área debes explorar y trabajar.

Me siento rara cuando algunos amigos o familiars vienen a mi clase de yoga. ¿Qué puedo hacer?

Puede ser incómodo cuando alguien que conocemos de otra parte de nuestra vida nos ve bajo la luz o un rol diferente. En esta situación nuestra historia personal se mezcla con la vida profesional. En mi experiencia sirve que durante la clase ambos se comporten de una manera profesional y mentalmente pongas a un lado los aspectos personales de la relación. ¿Es el comportamiento de ellos inapropiado o irrespetuoso hacia ti como instructor? Si es así, debes conversarlo personalmente.

Algunas veces tengo dolores de gases o debo liberarlos mientras enseño. Esto es incómodo y me distrae. ¿Qué puedo hacer para prevenir o tratar esto?

No comas mucho o justo antes de clase. Examina tu dieta con un experto o practicante de Ayurveda o especialista en nutrición. Trata de ir al baño antes de las clases de yoga y si tienes que ir realmente durante la clase, haz un receso. De lo contrario, trata de dejar salir el gas silenciosamente, abre ventanas y prende incienso.

Algunos estudiantes, ocasionalmente dejan salir sus gases en clase y los demás se ríen. ¿Debo dirigirme a esto o simplemente ignorarlo?

Depende de la situación y de la atmósfera en tu clase. Usualmente yo simplemente lo ignoro y me enfoco en lo que estamos haciendo en clase. Ha habido algunas ocasiones en las que he hecho comentarios apropiados.

¿Qué pasa cuando me es difícil dictar una clase porque estoy en mis dias de menstruar? Siento como si prefiriera estar sola o descansando.

Esto es una experiencia común para las Instructoras que conozco. Algunas veces debemos encontrar substitutos para que den la clase por nosotras. Otras veces dejamos que la clase fluya en el estado en que estamos. De pronto, es el tiempo del mes en el que te permites dar una clase diferente a lo que usualmente haces (por ejemplo enfocarte más hacia las flexiones hacia adelante o un ritmo más lento).

Tengo algunos estudiantes que muestran desinterés en lo que digo y miran a otra parte cuando hablo. Encuentro esto incómodo. ¿Hay algo que pueda hacer?

Enfócate en los estudiantes que estén interesados. Si te interesas por los distraídos tu energía puede verse afectada. Si este comportamiento sucede con regularidad, yo tendría una conversación privada con ellos para saber qué están experimentando. Evita usar un lenguaje que insinúe culpa o juzgamientos.

Cuando he tenido momentos de inestabilidad emocional algunas personas me han dicho, "tú eres un instructor de yoga, ¿no deberías estar por encima de eso?" Me siento incómoda y pareciera que proyectaran una imagen en mí. ¿Qué debo responder?

Evita ponerte a la defensiva e invítalos a tener una conversación acerca de ello. Puedes preguntarles acerca de cómo ven a los Instructores de yoga, o de lo que han oído. A lo mejor piensan que los Instructores de yoga son inmunes al sufrimiento humano. De pronto esperan que las prácticas del yoga paren las emociones. Puede ser una discusión muy interesante.

Ojalá, una vez terminada la conversación ellos tengan un mejor entendimiento. Puedes compartir con ellos que estás en el proceso de profundizar el entendimiento de tu vida y que como tal, hay subidas y bajadas. También puedes compartir cómo el yoga te ha ayudado a lidiar con algunos retos personales. Recuérdales que eres humana.

He notado que algunos estudiantes lloran durante la clase. ¿Debo hablar con ellos y darles consuelo o dejar que estén solos?

Eso depende del estudiante, la clase, tu relación con la persona y el tipo de llanto. Puedes hablar con la persona luego de la clase. Si el llanto es intenso yo me acercaría y preguntaría si hay algo que pueda hacer. En ciertos casos el simple hecho de llevarles un pañuelo es suficiente. He tenido estudiantes que me preguntan si llorar es normal, yo siempre les responde que no sólo es normal sino también saludable.

Si no puedo hacer una postura en particular, ¿debería aún enseñarla?

Puedes enseñar una postura aunque no puedas realizarla en su expresión total. También puedes usar los accesorios de ayuda para demostrarla. Si te sientes incómodo con la postura y no puedes demostrarla o explicarla, entonces si es recomendable que no la enseñes.

Respuestas a Preguntas de los Estudiantes de Yoga

Podemos experimentar una gran cantidad de diferentes pensamientos y sentimientos mientras estamos en una clase o en nuestra práctica personal. Hay momentos en los que nuestras experiencias traen a flote grandes y pequeños cuestionamientos. Algunos entendimientos pueden venir de nuestra propia vida y otros de las experiencias de otros. En esta sección espero que mis comentarios puedan ayudarte con las preguntas que tenías pendiente. Espero aliviar tu carga, elevar tu consciencia y provocar aun más preguntas.

A veces me siento cohibida en las clases de yoga. ¿Es esto normal?

> Yo creo que es normal. Sé paciente contigo misma. Conozco muy poca gente que no se haya sentido cohibida o tímida en algún momento u otro. Yo te sugiero que explores un poco más las sensaciones que experimentas. ¿Qué está pasando por tu mente? Yo he experimentado esto en diferentes momentos de mi vida y he visto desaparecer esos sentimientos en la medida que me sentía más cómoda conmigo misma, con mi práctica de yoga y con el instructor.

Siento que estoy encaprichado, y hasta de pronto enamorado de mi instructor. ¿Debo dirigirme a él/ella? ¿Qué debo hacer con estos sentimientos?

> Yo creo que es común tener sentimientos de amor hacia alguien que representa una fuerza positiva en nuestra vida, que se preocupa por ti y que muestra interés por tu bienestar. Es bueno comunicar tus sentimientos si lo sientes necesario, pero al mismo tiempo mantén presente la realidad de la situación. Es importante que te mantengas abierto a los resultados que puedan venir de tu comunicación con el instructor (a). Recuerda respetar sus barreras profesionales.

Aunque yo sé que el yoga no se trata de competición, me encuentro a veces mirando a otros estudiantes y comparándome. No quiero hacer esto pero pasa de todas maneras. ¿Qué sugerencias tienes?

> Es una pregunta muy honesta. Yo he notado esto en muchos estudiantes durante mis clases. Yo sé que muchos de nosotros nos hemos sentido competitivos en algún momento de nuestras vidas. Bueno, por lo menos eres consciente de eso. Así que cuando te sorprendas haciéndolo, simplemente trae tu enfoque de nuevo a tu cuerpo, a tu respiración o a los sentimientos detrás de tu impulso competitivo. Todo eso es parte del proceso del yoga. Somos más conscientes de nuestros hábitos, tendencias y patrones mentales. Algunos tipos conocidos como mentes-cuerpos tienen esa tendencia más que otros. Si te da curiosidad, lee acerca del tipo de cuerpo "pitta"del Ayurveda.

Algunas veces siento como si mi instructor leyera mi mente e hiciera comentarios directos hacia mí. ¿Estoy imaginándome cosas?

Hay un nivel en el que todos estamos conectados y tu tiempo en la clase del yoga puede ser una experiencia muy personal y única. Creo que es normal que un instructor se dé cuenta de lo que puede pasarte a ti y a otros estudiantes. Puede ser que muchos en la clase tengan una experiencia similar y el instructor decida tratar ese tema. Algunas veces el instructor estará más conectado que otras. Tú puedes aceptar los comentarios como un regalo y apreciar el misterio de la experiencia, pero yo no lo tomaría muy personal.

De vez en cuando me pongo brava con el instructor por ponernos a hacer ciertas cosas en clase. ¿Por qué?

Hay diferentes razones por las cuales puedes sentirte enojado: el instructor puede ser muy exigente o demuestra falta de empatía, o quizá tú te estás exigiendo mucho, puedes estar sobre acalorado, puedes tener rabia hacia algo más, o puedes estar recibiendo la rabia de alguien más.

En el primer caso, el instructor puede estar exigiendo demasiado a la clase, o acaso no está instruyendo al nivel de tus habilidades. Una vez un estudiante me dijo que se había enojado porque el instructor les había pedido hacer una parada de cabeza sin ofrecer ninguna instrucción de cómo hacerla, tampoco consideró que habia estudiantes que no estaban familiarizados con sus técnicas. Si este es el caso, yo te sugiero hablar con el instructor después de clase y ofrécele tu retroalimentación.

Puedes sentirte enojado porque no le estás haciendo caso a tu cuerpo y no estás descansando cuando lo necesitas, quizá la clase puede estar muy exigente. Escucha tus necesidades y las señales que da tu cuerpo.

Si tienes el tipo de cuerpo que se sobrecalienta con facilidad y la temperatura del espacio es muy caliente puedes sentirte irritado. ¡Yo en lo personal experimento eso! Algunos tipos de yoga caliente y vigoroso no son buenos para ciertos tipos de cuerpo. Para más información con respecto a este tema, lee acerca del yoga y del tipo de cuerpo Pita de acuerdo al Ayurveda.

Yo quiero que el instructor se fije en mi cuando hago bien una postura. ¿Pasa algo con mi ego?

Sí y no. Yo creo que aprendemos a buscar la aprobación externa de cuando éramos niños. Queremos ser buenos niños y estudiantes. Buscamos validación y retroalimentación en los demás. El querer esto es algo normal. Somos seres dinámicos y obtenemos información de nosotros mismos por medio del mundo que nos rodea. De pronto una sesión de yoga privada con el instructor puede clarificarte alguna duda acerca de las posturas.

También, puedes ser más consciente de los motivos detrás de tu deseo. ¿Por qué quieres que el instructor se fije en ti en una postura dada? ¿Tienes esta tendencia en otros aspectos de tu vida también? Puedes enfocar tu atención hacia ti mismo cuando notas que esto está pasando. Todo esto puede aumentar tu proceso de auto-consciencia y empatía hacia quienes pueden sentirse de igual manera.

He notado que algunos sentimientos sexuales se despiertan en mí durante la clase. ¿Proviene esto de las posturas?

Es posible. He encontrado que las posturas estimulan nuestros cuerpos física y energéticamente de muchas maneras. De pronto te sentías ya asi antes de clase y durante ella te volviste consciente de ellos. La sexualidad es parte de nuestra naturaleza humana. Los sentimientos pueden surgir a cualquier hora y en cualquier lugar.

Trata de notar si intencionalmente, estás provocando o buscando alguna experiencia proveniente de la clase. Sé honesto contigo mismo.

Hay ciertas personas en clase a las que evito y no quiero estar junto a ellas. ¿Está bien mover mi colchoneta de yoga para no estar junto a ellas?

Haz lo que consideres correcto en cuanto donde ubicarte en la clase, pero reflexiona si estás proyectando tus juicios en las otras personas. Creo que es natural sentirse atraídos a ciertas personas y repeler a otras. ¿Existe algo que puedas aprender de ti mismo con respecto a esta experiencia? ¿Eres de alguna forma parecido a esa persona? ¿Has sido alguna vez como él (a)? Nunca se sabe… pero pueden terminar siendo mejores amigos.

Algunas veces tengo problemas con gases durante el yoga. ¿Tienes algún consejo?

La mayoría de libros y profesionales sugieren no hacer yoga de 2 a 4 horas después de haber comido. Si practicas yoga justo después de comer, puedes trastornar tu sistema digestivo.

Algunas de las posturas aplican presión en el colon e intestino menor y ayuda a liberar excesos de gas. Esto es muy bueno para ti, pero no mucho para tus compañeros de clase. Siempre existe mucha incertidumbre con un gas accidental. No sabemos si debemos excusarnos o actuar como si nada hubiera pasado. Si estás en una clase de yoga, creo que lo mejor es probablemente ignorarlo y seguir la práctica.

También puedes chequear con mayor detenimiento tu dieta e investigar si tienes alergias o sensibilidades a ciertas comidas. Puede ser tiempo de un regimen diferente que incluya una limpieza intestinal.

Descargo mucho flujo nasal durante las prácticas respiratorias. ¿Es esto común?

En ciertas prácticas vigorosas del pranayama como el Bhastrika o el Kapalabhati los estudiantes pueden soltar secreciones por las fosas nasales. Trae tu pañuelo contigo. Si se debe dejar fluir, pues déjalo fluir.

Algunas veces lloro durante la clase y otra veces después. ¿Otras personas experimentan lo mismo? ¡Yo pensaba que el yoga debía hacerme sentir bien y feliz!

Para mí la práctica del yoga te lleva a sentir más emociones, en vez de menos. De pronto, no habías tenido tiempo para notar esos sentimientos. Yo he llorado en clase al igual que muchos otros Instructores y estudiantes que conozco. Nos vamos volviendo más conscientes de nuestros cuerpos, nuestros pensamientos y sentimientos. Algunas veces lloramos porque nos conmueve algo dicho o sentido durante clase y otras veces simplemente nos sentimos tristes ese día.

Algunas veces siento ganas de modificar una postura o hacer otra diferente a la que el instructor sugiere. ¿Está bien?

En algunos estilos de yoga eso está bien, en otros no tanto. En mis clases, yo animo a los estudiantes a que escuchen la sabiduría de su cuerpo y modifiquen la postura de ser necesario. Si estás haciendo muchas posturas que son diferentes a las que está enseñando el instructor, entonces si te recomiendo ir a la parte posterior de la sala para practicar las posturas, así tus acciones no interrumpirán o distraerán al instructor y a los demás estudiantes.

A veces me encuentro comparándome con el instructor y me siento celoso y fuera de lugar, ¿Cómo puedo sobrellevar esto?

Es natural respetar y admirar a tu instructor. Si estos sentimientos vienen a flote, yo te sugiero que vuelvas a enfocarte en ti mismo, tu singularidad y tus buenas cualidades. Yo me he comparado con mi instructor en tiempos donde he dudado de mí misma. Investiga qué cosas quieres de la vida y cómo puedes desarrollar o expresar tus talentos creativos.

¿Está bien salirse de una clase si realmente no quieres estar ahí?

Sí, pienso que sí. Yo lo he hecho algunas veces. Posiblemente el instructor se confunda pero lo podrá asimilar. Si tienes una relación de mucho tiempo con tu instructor puedes darle una llamada y explicarle o compartir tu experiencia.

Realmente aprecio a mi instructor y quisiera darle un regalo. ¿Es esto apropiado?

Yo creo que es apropiado si no hay otras intenciones detrás del regalo y si no tienes muchas expectativas de los resultados que puedan venir de tu obsequio.

Cuando los estudiantes me han dado regalos de una forma sincera, los he recibido con el corazón abierto.

Encuentro muy difícil enfocarme cuando hago mi práctica de yoga personal. ¿Es esto común? ¿Qué me puede ayudar a practicar por mi cuenta?

Esta es una pregunta muy común. Parte del problema es que cuando uno es principiante la práctica del yoga no es tan familiar y es natural que nos tome tiempo cultivar nuevos hábitos y pasatiempos. También, si te es nuevo pasar tiempo solo pues esto puede ser un reto. Si estás practicando en casa, crea o busca un espacio sin muchas distracciones. Yo encuentro más fácil practicar afuera en un ambiente natural. Intenta poner música o bailar libremente antes de empezar tu práctica formal.

Al principio, fíjate metas pequeñas y practicas. Por ejemplo, haz un acuerdo de solo practicar una o dos posturas por día y ve qué pasa de ahí en adelante.

No puedo meditar, mi mente nunca para de tener pensamientos. ¿Qué estoy haciendo mal?

No está mal tener pensamientos, ¿no es así? En la meditación nos volvemos más conscientes de nuestros pensamientos como parte del proceso de autoexploración. Parte de la naturaleza de la mente es contemplar, visualizar, reflejar y analizar. Algunas veces el proceso del pensamiento es interesante y satisfactorio. Sin duda, cuando el charloteo interno sale de control y nos enfocamos en los pensamientos negativos, puede ser desagradable y hasta estresante. Sin embargo, esto, es aún parte del proceso. La meditación es traer a consciencia todo lo que hacemos, hasta lo que pensamos. No seas enemigo de tu mente, es parte tuya. Vuélvete consciente de los pensamientos y sé gentil con tu mente.

Cuando el instructor se dirige a mí para asistirme me distraigo, siento que me da una atención especial y no puedo relajarme. ¿Tienes alguna sugerencia que me pueda ayudar a obtener lo mejor de la atención personal que estoy recibiendo?

Enfócate en tu respiración. Céntrate en lo que estás sintiendo y déjate llevar para que puedan ayudarte. Con el tiempo te acostumbrarás a recibir atención y no tomarlo en forma personal.

¿Si fumo, bebo y como carne significa que soy un mal practicante de yoga, o que no lo debería practicar?

En mi opinión, no eres un mal practicante, y por supuesto que debes seguir asistiendo y disfrutando tu práctica. Tal como vivas tu vida o hagas las cosas es algo personal. Si no te gusta lo que haces y te estás haciendo daño a ti mismo, pues trabaja para cambiar esas cosas. Todas las experiencias son parte de la vida. Pide ayuda cuando la necesites.

Hay otro estudiante en clase que respira muy duro y hace ruidos emocionales que me distraen. ¿Qué podría hacer?

Puedes escoger un lugar lejos de esa persona. El instructor no puede hacer nada al respecto porque el estudiante tiene derecho a estar ahí y de expresarse libremente. También puedes decidir quedarte cerca de esa persona y trabajar en la situación, lo que significa cultivar la paciencia, la aceptación y la concentración.

Algunas veces me mareo cuando me levanto de una postura. ¿Hay algo mal en mí?

Esto puede ser el resultado del cambio rápido de presión sanguínea cuando te levantas. A lo mejor no comiste lo suficiente ese día. Cuando tu cabeza está hacia abajo por cierto tiempo en la postura, levántate muy despacio y gradualmente.

Me siento culpable si no practico con regularidad. ¿Tienes algún comentario?

¡Me encanta esta pregunta! ¡Yo también me he sentido así! Finalmente, la disciplina es subjetiva y muy personal. Fíjate metas razonables y relájate cuando no las cumplas. De pronto tienes expectativas muy altas.

Recuerda, no hay nadie observándote. ¿Qué reglas tratas de seguir? Probablemente disfrutes más de tu práctica cuando te olvides de todos los "deberías" que te impones y simplemente sigue tu sabiduría interna.

Me avergüenza mi cuerpo y tengo una imagen de mi misma muy negativa. ¿Mejorará esto con el yoga?

Yo he notado cómo la práctica de yoga mejora la auto-imagen de las personas, pero no puedo garantizarte que esto vaya a pasarte a ti. Con seguridad no creo que la práctica de yoga vaya a dañar la imagen que tienes de ti mismo. Puedes analizar el patrón de pensamientos y el condicionamiento mental que has tenido de tu cuerpo e imagen. La meditación es una gran manera de atrapar esos pensamientos en acción. De pronto puedes buscar un terapista con experiencia en esta área para ayudarte en el proceso.

Acerca de la Autora

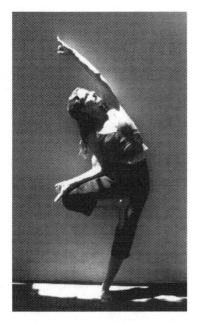

Stephanie Ann Pappas ha practicado y enseñado yoga desde 1992 y es una maestra registrada para ser entrenadora de Instructores del ERYT 500 con el Yoga Alliance. Stephanie empezó a dirigir los entrenamientos de Instructores de yoga en 1998. En el 2002 fundó el programa de entrenamientos a Instructores "Devalila Yoga Teacher Training", un programa de entrenamiento en el nivel de 200 horas con el Yoga Allience. Ha certificado a más de 250 Instructores. También es terapista de masaje.

Stephanie da clases de yoga, entrenamientos a Instructores y talleres tanto en Estados Unidos como en México. Stephanie también es autora de los libros "Yoga en tu Pared" y "Reflexiones de un Yogui Co-dependiente". Está disponible para clases, talleres y seminarios alrededor del mundo.

Propietarios de estudios de yoga, así como cualquier programa de entrenamiento para profesores de yoga, pueden patrocinar a Stephanie Pappas, quien tiene 24 años de experiencia enseñando yoga, para que enseñe un taller en su país.

En el taller, usted podrá tener la oportunidad de practicar con Stephanie y perfeccionar las técnicas descritas en este libro.

Tan solo mencione el código de este libro # 6622, a través de un correo electrónico a stefanipappas@hotmail.com y su estudio se beneficiará con una comisión por las subscripciones de los asistentes al taller.

Visita sus páginas web:
www.DevalilaYoga.com
www.YogaPostureAdjustments.com
www.YogaAtYourWall.com
www.CodependentYogi.com

BLOG: stefyoga.wordpress.com

Acerca de la Traductora

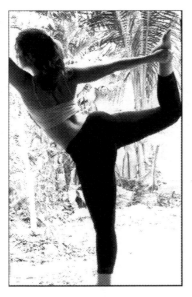

María Luisa Guerra ha practicado yoga desde 1999, en su tierra natal, Colombia, siguiendo los programas del canal Discovery Health y por muchos años siguió virtualmente las clases de Rodney Yee, famoso yogui responsable en gran parte del auge del yoga en los Estados Unidos en las últimas décadas. Su práctica se extendió como complemento a la escalada en roca y a su profesión como Ecóloga.

Finalmente, luego de visitar México en diciembre del 2008 y de lograr un deseo que pidió con fervor al Universo, pudo recaudar fondos para volver a Tulúm y hacer su entrenamiento como Instructora bajo la instrucción de Stephanie. Ahora está certificada como Instructora de Devalila Yoga en el nivel de 200 horas con el Yoga Alliance.

María Luisa es también diseñadora en Permacultura y disfruta dando clases, conferencias, talleres y charlas en temas relacionados con el medio ambiente, la sostenibilidad y el yoga.

Para contactarla escribir a ecorazonyoga@gmail.com